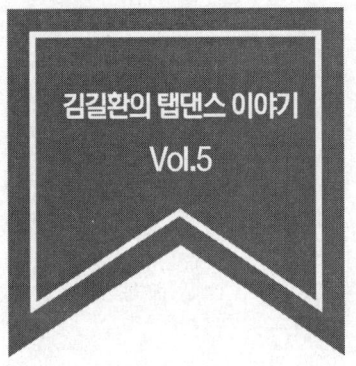

김길환의 탭댄스 이야기 Vol.5
초판발행 | 2025년 02월 05일
저자 | 김길환
발행인 | 박찬우
편집인 | 우현
펴낸곳 | 파랑새미디어

등록번호 | 제313-2006-000085호
서울특별시 마포구 서교동 357-1 서교프라자 318
전화 | 02-333-8311
팩스 | 02-333-8326
메일 | adam3838@naver.com

ⓒ 김길환
정가 : 25,000원
ISBN : 979-11-5721-202-6
ISBN : 979-11-5721-137-1 14680(set)

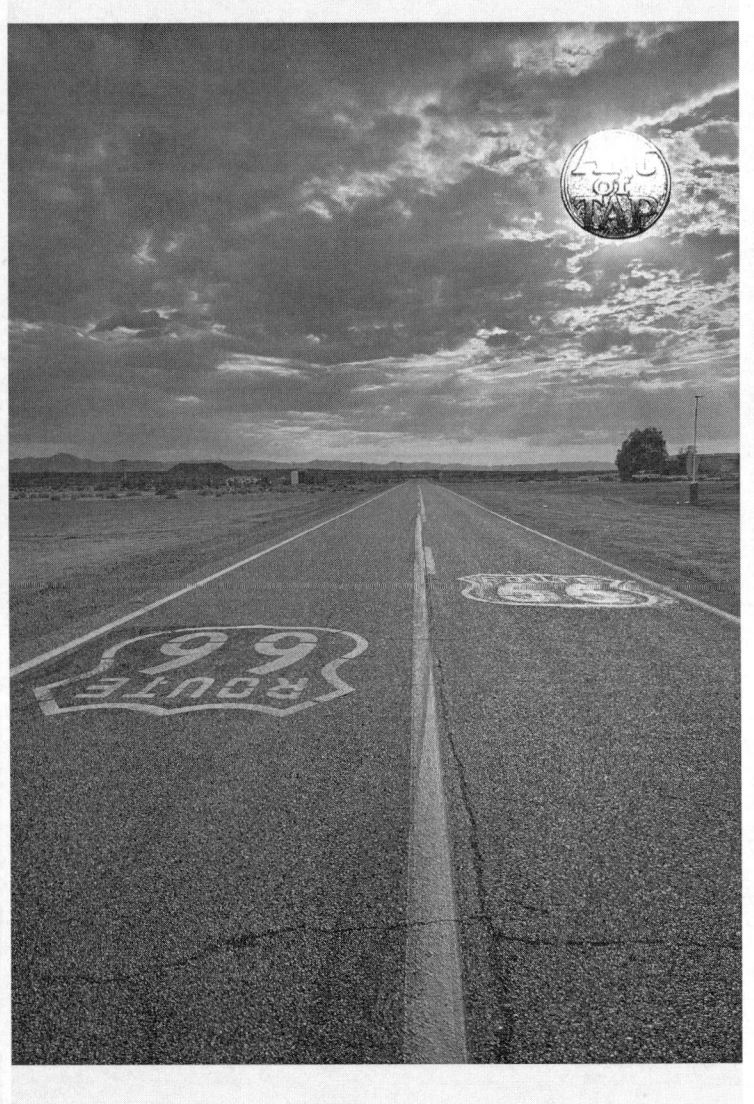

들어가는 글

내게 탭댄스라는 예술의 재능을 주신

하나님께 감사드리며

이곳에 내게 깨우쳐 주신

탭댄스의 수많은 이야기들을 남깁니다

들어가는 글 • 05

001. 탭댄스 원 투 쓰리 포 · · · · · · · · · · · 012
002. 탭댄스 반복의 깊이 · · · · · · · · · · · · 013
003. 반박자 빠른 탭댄스 리듬 · · · · · · · · · 014
004. 탭댄스 리듬과 현란한 의상 · · · · · · · · 015
005. 탭댄스와 도자기 · · · · · · · · · · · · · 016
006. 탭댄스와 똥파리 · · · · · · · · · · · · · 017
007. 탭댄스 일반 스텝과 스킬 스텝 · · · · · · · 018
008. 탭댄스 교육의 효과 · · · · · · · · · · · · 020
009. 탭댄스와 먹방 · · · · · · · · · · · · · · 022
010. 탭댄스 디자인 · · · · · · · · · · · · · · 023
011. 탭댄스 음식 소화 · · · · · · · · · · · · · 024
012. 탭댄스와 뇌신경 연결 · · · · · · · · · · · 025
013. 탭댄스와 고기 굽기 · · · · · · · · · · · · 026
014. 탭댄스와 가치성에 대한 생각 · · · · · · · 027
015. 탭댄스와 모션 · · · · · · · · · · · · · · 028
016. 탭댄스와 스냅 조절 · · · · · · · · · · · · 029
017. 탭댄스 평소 하던 대로 해! · · · · · · · · · 030
018. 탭댄스와 핸드폰의 기능 · · · · · · · · · · 031
019. 탭댄스 Step(스텝)과 Toe(토) · · · · · · · 032
020. 탭댄스 모델 · · · · · · · · · · · · · · · 033
021. 탭댄스로 달인이 되는 길 하나 · · · · · · · 034
022. 탭댄스 다음 차원 · · · · · · · · · · · · · 035
023. 탭댄스 성장 기간 · · · · · · · · · · · · · 036
024. 탭댄스 잘 간직하는 법 · · · · · · · · · · 037
025. 탭댄스 책의 사용 용도 · · · · · · · · · · 038

CONTENTS

026. 탭댄스 체질 만들기······039
027. 탭댄스 지도법······040
028. 탭댄스 술술술 잘 된다······041
029. 탭댄스와 올챙이 뒷다리······042
030. 탭댄스의 신체 발달······043
031. 탭댄스 달걀 깨기······044
032. 탭댄스 14단계 - 영감의 시······045
033. 탭댄스 성장의 길······046
034. 탭댄스 잘못된 습관과 버릇······047
035. 탭댄스 실력의 위치······048
036. 탭댄스 잘 가르치는 방법 중 하나······049
037. 탭댄스 차원 높이기······050
038. 탭댄스는 정직하다······051
039. 탭댄스와 사투리······053
040. 탭댄스 선수가 되려면······054
041. 탭댄스 실천······055
042. 탭댄스 칼 만들기······056
043. 탭댄스로 떠오르는 이미지······057
044. 탭댄스의 핵······058
045. 탭댄스 도전에 대한 비밀······059
046. 탭댄스 오직 1%만 소유한다······060
047. 탭댄스와 만남······061
048. 탭댄스로 만족하다······062
049. 탭댄스 부실공사······063
050. 탭댄스와 맛동산······064
051. 탭댄스 스타일에 따른 대중화······066

052. 탭댄스 몸 만들기 · · · · · 067
053. 탭댄스 어려운 것과 헷갈린 것의 차이 · · · · · · 068
054. 펑키 탭 탭댄스 만드는 과정 · · · · · · · 069
055. 탭댄스 안무 교육법(2025) · · · · · · · · 070
056. 영향받는 탭댄스 · · · · · · · · · · · · · 071
057. 탭댄스로 체한다 · · · · · · · · · · · · · 072
058. 탭댄스로 고문하기 · · · · · · · · · · · 073
059. 탭댄스 다음 단계 오르기 · · · · · · · · 074
060. 탭댄스 라이브 · · · · · · · · · · · · · · 075
061. 탭댄스 물수제비 · · · · · · · · · · · · 076
062. 탭댄스 안무 교육법 (2025-1) · · · · · · · 077
063. 탭댄스 안무 교육법 (2025-2) · · · · · · · 078
064. 탭댄스 안무 교육법 (2025-3) · · · · · · · 079
065. 탭댄스 기(氣)를 받는다 · · · · · · · · · 081
066. 뇌를 쥐어짜는 탭댄스 · · · · · · · · · · 082
067. 바꿔서 더 좋은 탭댄스 · · · · · · · · · 084
068. 가르치면서 터득되는 탭댄스 · · · · · · · 085
069. 탭댄스와 운동선수 · · · · · · · · · · · 086
070. 탭댄스 근육이 망가진다는 것 · · · · · · · 087
071. 탭댄스로 스타가 된다 · · · · · · · · · · 088
072. 탭댄스로 뜬다 · · · · · · · · · · · · · · 090
073. 자라나는 탭댄스 마루바닥 · · · · · · · · 091
074. 탭댄스 소화기관 · · · · · · · · · · · · 092
075. 굳어버린 탭댄스 발가락 · · · · · · · · · 093
076. 탭댄스 예술문학 · · · · · · · · · · · · 094
077. 탭댄스 만드는 즐거움 · · · · · · · · · · 095

CONTENTS

- 078. 탭댄스의 가는 길 · · · · · · · · · · · · · · · · 096
- 079. 탭댄스 완벽하게 하는 것이 쉽다 · · · · · · · 097
- 080. 기초 탭댄스인데 화려하게 보인다 · · · · · · · 098
- 081. 여유로운 탭댄스, 쫓기는 탭댄스 · · · · · · · · 099
- 082. 탭댄스와 노래 듣기 · · · · · · · · · · · · · · · 100
- 083. 탭댄스 열심히 하는 게 나은가? 잘 하는 게 나은가? · 101
- 084. 꿀 같은 탭댄스 · · · · · · · · · · · · · · · · · 102
- 085. 불성실한 탭댄스 · · · · · · · · · · · · · · · · · 103
- 086. 탭댄스 '수미상관법' · · · · · · · · · · · · · · · 104
- 087. 탭댄스 스텝이 씹힌다 · · · · · · · · · · · · · · 105
- 088. 탭댄스 애드립 · · · · · · · · · · · · · · · · · · 106
- 089. 예전엔 안 보였는데 지금은 보이는 탭댄스 · · · 107
- 090. 수면 위의 탭댄스 · · · · · · · · · · · · · · · · 108
- 091. 탭댄스와 코드 · · · · · · · · · · · · · · · · · · 109
- 092. 탭댄스 4행시 · · · · · · · · · · · · · · · · · · · 110
- 093. 탭댄스와 100미터 달리기 · · · · · · · · · · · · 111
- 094. 탭댄스와 랩퍼 · · · · · · · · · · · · · · · · · · 112
- 095. 탭댄스 스텝의 수준은 내려갔는데 작품의 질은 떨어지지 않았다 · 113
- 096. 마음가짐에 따라 보여지는 탭댄스 · · · · · · · 114
- 097. 탭댄스 하면 그 사람이 드러나 보인다 · · · · · 115
- 098. 탭댄스는 질인가 양인가? · · · · · · · · · · · · 116
- 099. 탭댄스 익어야 맛이 있다 · · · · · · · · · · · · 117
- 100. 탭댄스 누구에게 배웠나? · · · · · · · · · · · · 118

♠ 탭댄스, 1회 무료 수강 쿠폰 · 121

ART OF TAP

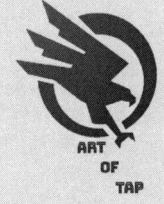

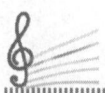

1. 탭댄스 원 투 쓰리 포

탭댄스 원 - Step(스텝)
탭댄스 투 - Shuffle Step(셔플 스텝)
탭댄스 쓰리 - Hop Shuffle Step(합 셔플 스텝)
탭댄스 포 - Hop Shuffle Step Stomp(합 셔플 스텝 스톰프)

이것 하나로 탭댄스 문이 열립니다

〈다른 사람이 한 것보다 조금 더 한 자〉가 결국 성공한다 ®

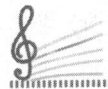

2. 탭댄스 반복의 깊이

반복을 한다는 것은
때로는 지겨움으로 다가오기도 합니다
그런데 그 반복이라는 것은 사실
끊임없이 자신을 단련시키고 향상시키는 최고의 방법인 것입니다

반복으로 인해 만들어집니다
칼도 수없이 두드려 강하게 하듯
두드린 후 물에 넣어 다시 식힌 후 또 두드리듯
탭도 반복을 하며 만들다가 물로 식히는 휴식의 과정을 한 후
다시 또 두드려 만드는 과정을 가야 합니다

반복되면서 고조되는 것이 마음을 흥분시키듯
산을 오르듯 점점 수준을 높여가면
반복의 효과는 더욱 클 것입니다

<자기가 있는 것>을 가지고 잘하면, 성공할 것들이 많다 ®

3. 반박자 빠른 탭댄스 리듬

and(앤드)로 첫 박자가 시작되는 것은
정박자로 듣기 전에 하나의 박자가 먼저 들리는 것이라
상당히 신기합니다
축구선수가 골키퍼 앞에서 한 박자 빨리 슈팅을 하면
골키퍼의 반응이 늦어서 볼을 잡을 수 없듯
반 박자음을 빨리 때리면
정박으로 편하게 듣던 사람이 신기함을 느끼게 됩니다

<자기 몸>은 '자기 것'이다. '자기'가 가지고 있다.
그 <몸>을 가지고 잘하면, 성공할 것들이 많다 Ⓡ

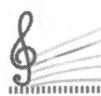

4. 탭댄스 리듬과 현란한 의상

　노래에 탭스텝 음을 맞춘다는 것은
　화려한 옷이라고 아무 장소에서나 다 어울리는 것이 아닌 것과 같습니다
　스텝을 현란하고 빠르게만 때린다고 해서 모든 음악에 다 어울리는 것은 아닙니다
　음악에 맞춰서 탭댄스를 만들 때는 스텝으로 음의 조화도 같이 만들어줘야 합니다
　무조건 현란하게만 때려서 음이 맞는 게 아닙니다
　현란하지 않아도 음과의 조화를 이루면 그게 더 듣기 좋습니다

<자기 생각>도 '자기'가 가지고 있다.
그 <생각>을 가지고 잘 생각하면, 하루만에도 성공할 수 있다 Ⓡ

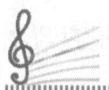

5. 탭댄스와 도자기

R - 가령 '흙'으로 '도자기'를 만들었다 하자
'도자기'가 다시 '흙'으로 변하냐?
〈사람〉도 그러하다
자기를 만든 자는 다시 변질되지 않고 영원하다

이와 같이 탭댄스 하는 사람도
처음에는 흙 같은 존재로부터 시작하지만
나중에 도자기가 되면 뛰어남을 인정받게 되는 것입니다

진정 도자기로 완성되면 부서져 가루가 되는 일이 있어도
다시는 흙의 상태로는 돌아가지 않습니다
그런데 기왕 만들 거 제대로 완성된 형태의 도자기가 되어야 합니다
한 번 잘못 만들어지면 더 이상 다른 모형으로 바꿀 수가 없는 것처럼
잘못된 것은 교정이 어렵습니다
한 번 구워지면서 모형을 만들 때 제대로 만들어가야 합니다

긍정적으로 생각해야 '성공률'이 높다.
긍정적으로 생각하면 〈뇌와 생각〉이 그리로 돌아가고,
그 영향을 받아서 희망으로 행하게 된다. 고로 성공률이 높다 ®

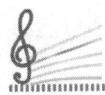

6. 탭댄스와 똥파리

똥파리를 본 적이 있습니까?
똥파리는 색깔이 청록색에 빛나는 화려한 몸의 컬러를 지니고 있습니다
그런데 이게 태어날 때부터 이런 게 아닙니다
원래는 일반 색깔의 파리인데
똥을 먹는 순간 색이 바뀌면서 그리되는 것입니다

탭댄스로 잘 되는 체질의 경지에 이르면, 안 되는 몸에서 되는 몸이 됩니다
일반 파리가 똥을 먹어 똥파리의 컬러 색으로 찬란한 색이 되듯
탭댄스 실력을 세대로 지니게 되면 몸의 체질이 바뀌고 인생도 달라집니다

똥파리는 한 번 똥파리가 되면 다시 일반파리로 되돌아오지 못합니다
탭댄스로 근육과 체질이 바뀌면 특별한 일이 없는 한 그 체질을 계속 지니게 됩니다

〈잘하는 자〉는 못 갖췄어도 성공하고, 〈못 하는 자〉는 더 갖췄어도 성공을 못 한다.
〈실력〉이 있어도 잘해야 성공한다.
〈실력〉이 없어도 잘하는 자는 성공한다. 깨달아라! ®

7. 탭댄스 일반 스텝과 스킬 스텝

그냥 생각 없이 쉽게 따라 할 수 있는 스텝들이 일반 스텝
신경 써서 기술적으로 만들어야 하는 스텝들이 스킬 스텝
이것은 어떤 것들이 있을까요?

일반 스텝은 말 그대로 걸음마입니다
여기에 들어갈 만한 것은
Step(스텝), Stomp(스톰프), Dig(딕), Toedrop(토드롭), Heeldrop(힐드롭), Hop(홉), Brush(브러쉬)
정도로 한 번 때릴 때 소리 하나만 편안히 낼 수 있는 것들이라 할 수 있겠습니다
그런데 이것만으로도 걸음마 작품은 만들 수 있습니다

그러나 탭댄스가 좀 더 화려해지려면
이제 스킬이라 할 수 있는 모양의 스텝들이 나오게 됩니다
처음 할 때는 생각 없이 그냥 따라 하면서는 익힐 수는 없는 스텝들
Shuffle(셔플), Flap(플랩), Cramp(크램프), Scuffle(스커플), Riff(리프), Riffle(리플), Stomple(스톰플)
등이라 할 수 있겠습니다

Single(싱글)과 Double(더블)이 들어가는 궁극기라 할 만한 스킬 스텝들도 있습니다
이건 스텝들이 화려하면서 빠르게 점프하면서 몰아치는 소리가 가는 것입니다

이렇게 분류해 놓으니까, 이해가 더 쉽습니다
스킬 스텝들은 쉽게 습득되는 것은 아니니
꾸준히 연마해서 익혀지게 되는 것이니
처음에 안된다고 조급해 하지 말고 계속 해 나가면 될 것
입니다

온전히 행하는 자는 승리한다 ®

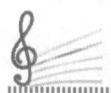

8. 탭댄스 교육의 효과

- 리듬감 - 발로 리듬을 맞추며 때려야 하니 당연히 생깁니다
- 순발력 - 발로 맞추려면 빠르게 움직여 줘야 할 때가 있으니 향상됩니다
- 체력, 근력 - 뒷굽을 들고 발끝으로 버티면서 하는 게 많으니 힘이 생기고, 계속 뛰니 체력도 좋아지게 됩니다
- 음악적 감각 - 음악을 듣고 그에 맞춰서 하기도 해야 하니 필수적으로 갖춰집니다
- 이해력 - 스텝의 움직임과 발을 어디로 어떻게 쓰는지 이해가 되어야 하니 좋아집니다
- 집중력 - 집중 안 하고 순간 딴생각하면 순서, 스텝을 틀리게 되니 집중을 해야 합니다

여기까지는 다 개인적인 것입니다

이제 여럿이 하게 되면서 서로 가르쳐 주고 공연도 해야 될 상황이 된다면
 나보다 못하는 이들을 알려줘야 할 때가 있습니다
- 포용력 - 나보다 못하는 이들을 이해해주고 품어주는 마음
- 리더십 - 나보다 못하는 이들을 이끌어 주는 능력
- 관찰력 - 나보다 못하는 이들이 틀리는 것을 보고 아는 능력
- 지도력 - 나보다 못하는 이들을 가르쳐 줄 수 있는 능력
- 응용력 - 나보다 못하는 이들을 다양하게 설명해 줄 수 있는 능력

- 창조력 - 나보다 못하는 이들을 다양하게 지도하는 능력
- 인내력 - 나보다 못하는 이들을 지도하면서 갖춰야 하는 능력
- 성실 - 나보다 못하는 이들을 지도하면서 갖춰야 하는 성실
- 인격 - 나보다 못하는 이들을 지도하면서 갖춰야 하는 인격

이렇게 여러모로 탭댄스는 사람의 다양한 감각과 재능과 성장을 이뤄나가는 데 있어
참으로 도움이 되는 예술 장르입니다

<생각>이 뚜렷하고 투철하고 총명해야 성공합니다 ®

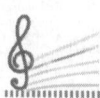

9. 탭댄스와 먹방

사람들은 왜 먹방(먹는 방송)을 볼까요?
많이 먹어서? 맛있게 먹어서? 등등의 이유가 있습니다

그렇다면 사람들은 왜 탭댄스 할 때 볼까요?
소리가 나는 게 신기해서?
저렇게 움직이는데 희한하게 소리가, 리듬이 아주 다양하게 나오는 게 신기하고 재밌어서입니다
그러니 먹방을 시청하는 사람들이 그러하듯
탭댄스 보는 사람들을 신기하게 하고 재밌게 하려면
그에 맞게 잘 때리고 움직임을 잘 보여줘야 합니다
안 그러면 누가 먹방을 보고 있겠습니까?

<뇌를 사랑하는 자>는 성공하고, <생각을 사랑하는 자>는 성공한다 ®

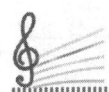

10. 탭댄스 디자인

디자인의 세계
엄청난 무한한 이미지와 예술입니다
그림, 조형, 인테리어, 오브제
똑같은 제품이라도 디자인은 무한히 창조되어 나옵니다

탭댄스도 스텝, 안무를 디자인할 수 있습니다
머그컵도 같은 것 같아도 수없이 많은 모양으로 디자인하듯
탭댄스 스텝도 디자인하면 됩니다
탭댄스 안무를 디자인하면 됩니다
그것이 창작입니다
탭댄스 디자인은 바로 새롭게 스텝을 창작한다는 것입니다

> 게으르면, 인생 성공하기 1,000분의 1이나 어렵습니다.
> 부지런하여 〈목표를 향해 해 버릇하는 자〉는 성공하기 쉽습니다.
> 그러나 〈목표〉를 정해 놓고 〈목표〉만 달성하려고 일을 거칠게 하면
> 절대 안 됩니다. 〈목표〉도 달성해야 되지만, 〈최고 목표〉는 '주어진 일을
> 100% 온전히 하기'입니다 ®

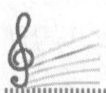

11. 탭댄스 음식 소화

난이도 있는 스텝이 보기에 화려하고 멋있어서 기초 실력으로 배운다면
행여 순서를 익혀 가져갈 수는 있지만
그것이 온전히 자기 것이 되기는 힘듭니다
음식이 맛있다고 마구 먹어대면 배는 부른데
그것을 소화시킬 수 있는 능력이 안 되면 몸에 흡수가 안 되고
그대로 설사, 배탈이 나고 몸을 상하게 됩니다
내가 소화시킬 수 있는 만큼 먹고 몸에 맞게 조절해야 건강하듯
탭스텝도 기초실력이라면 거기에 맞는 스텝을 먼저 익히면서
몸을 적응시키면서 난이도 있는 것에 도전해 나가야
실력이 깔끔하게 완성되는 것입니다

〈행위〉에 따라 안 되던 것을 뒤엎고 성공하기도 한다 ®

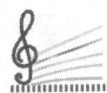

12. 탭댄스와 뇌신경 연결

Flap Step Step (플랩 스텝 스텝)
이 4박자를 걸으면서 한다고 할 때
이것이 어색하고 헷갈리고
발 바꾸면서 조화를 이루는 것이 어렵다면
4박자 하나하나에 뇌의 신경을 똑같이 밟는 것처럼 신경 쓰면서 하면 도움이 됩니다

하나하나 스텝을 때릴 때마다
뇌가 같이 반응을 하면 틀리게 할 때
바로 캐치가 되어 더 빨리 습득이 됩니다
너무 꼬이고 헷갈릴 때는
뇌신경과 발끝을 연결시켜 집중하며 해 나가야 합니다

이런 쉬운 4박자 연결하는 것이 안 되는 것은
뇌가 집중을 해 줘야 하는 것입니다

성공하려면, 마음과 뜻을 다해 정성스럽게 간절히 해야 합니다 ®

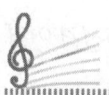

13. 탭댄스와 고기 굽기

고기가 불에 달구어 구워지면
구워지는 정도에 따라 묘하게 고기 질이 달라집니다
탭댄스 스텝을 계속 때리면서 스텝을 연결하면
이 발바닥과 발가락의 느낌이 고기 굽듯 녹아지고
자극을 받아 근육이 달라짐을 느낍니다
그 근육의 움직임 상태에 따라 탭스텝이 되다가 안되다가
엄청나게 소리와 모양이 좌우됩니다
끊어서 연습할 때 이걸 더욱 느끼게 됩니다

어떤 사람은 '시간을 안 지키는 습관'이 들어서 늦게 하다가
탈 비행기를 못 타서 손해 가고, 늦어서 살 것을 못 사서 뺏긴다.
취직도, 성공도, 일도 '시간을 지켜서 빠르게 행하는 자'가 얻게 된다 ®

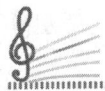 *14. 탭댄스와 가치성에 대한 생각*

나 혼자 할 때는 때론 잊습니다
탭댄스 이 정도 하고 있다는 것에 대한 것을
그런데 이걸 누군가에게 가르쳐 주면
그때 이 탭댄스는 가치성이 더욱 새삼스럽게 느껴집니다
기본 스텝부터 난이도가 있는 스텝까지
그 레벨마다 배우는 사람들과 공유할 때
새삼 이 탭댄스의 가치성과
내가 이걸 하고 있다는 것에 대한 자부심이 느껴집니다
역시 혼자보다는 사람은 여럿이 공유하며 살아야 됩니다
가치성은 드러날 때 진가가 나옵니다

순간의 기회가 오면 그때 그 순간에 해야
'자기 때'를 안 놓치고 실천하여 만사에 성공한다 ®

15. 탭댄스와 모션

탁구선수가 폼이 아무리 형편없어도
탁구공만 원하는 대로 제대로 가 준다면
모션이 이상해도 잘한다는 소리를 듣게 되는 것이고
축구 선수도 폼이 이상해도
축구공이 원하는 대로 날아가 주면
축구 잘한다는 소리를 듣게 됩니다

탭댄스도 품이 우수꽝스러워도
탭 소리가 기가 막히게 잘 들린다면
탭댄스 잘한다는 소리를 하는 것입니다

자세가 좋아야 좋은 결과가 나오는 것이 정석이지만
핵심이 완벽하게 나와준다면
자세가 조금 달라 보여도 인정은 받을 수 있습니다
물론 폼도 멋있으면 더욱 금상첨화이겠지만 말입니다

<순간 빨리 생각>하고 <순간 빨리 실천>하는 자는 '승리'한다 ®

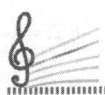

16. 탭댄스와 스냅 조절

탁구 치는 사람은 손목 스냅과 강약 조절에 의해
탁구공 날아가는 것이 좌우됩니다
축구 선수는 발목 스냅과 강약 조절에 따라
축구공이 날아가는 것이 좌우됩니다

이와 마찬가지로 탭댄스는 발가락과 발목을 버티고 쓰고
힘 조절하며 근육을 쓰는 것에 따라
소리가 좌우되고 몸동작이 보입니다

생활 속에서 '기본으로 할 일'을 하되, '나머지'는
자기가 얼마나 노력하고 체질을 개선하여 더 하느냐 못 하느냐에 따라서
〈인생 성공과 실패〉가 좌우된다 ®

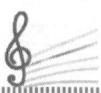

17. 탭댄스 평소 하던 대로 해!

동영상 찍거나 공연할 때
늘 하던 것과 다르게 긴장하여서 틀리게 하는 경우가 있습니다
이럴 때 하는 말
"평소 하던 대로 해"
이렇게 말할 수 있다면 평소 연습을 완벽하게 하고 있다는 것입니다
연습과 실전이 완전히 같을 수는 없지만
늘 평소에 연습을 실전 같은 자세로 했다면
실전 때 긴장하지 말고 평소처럼 해 주면 되는 것입니다

올림픽 대표 선수들이 그 실력으로 대표가 되어 경기를 치르듯
긴장하지 말고 평소 하던 대로 보여줄 수 있다는 것은
엄청난 연습량으로 실력을 만들어 놓았다는 것입니다

평소 하던 대로 하려면
늘 연습도 실전 같은 마음으로 해야 합니다

인생 삶이 '기본 이상 하는 것'이 습관이 되어
먹고, 자고, 입는 데 많은 시간을 보내면 '성공할 시간'이 없다 ®

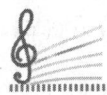

18. 탭댄스와 핸드폰의 기능

핸드폰이 맨 처음에는 전화만 주고받고 하면 다 되는 것이었지만
지금은 핸드폰으로 할 수 있는 일들이 너무나도 많습니다
통화는 기본이고, 인터넷도 되고, 사진 찍는 것도 되고, 메모장 역할도 되고, 동영상 촬영도 되고
무한히 다양하게 쓰입니다

탭댄스도 Jazz TAP(재즈탭) 스타일 하나만 하면 그 음악에 맞춰서 밖에 못합니다
Rhythm TAP(리듬탭), Irish TAP(아이리쉬탭), Funky TAP(펑키탭)
모든 스타일을 다 하면 다양한 음악에 맞춰 탭댄스를 선보일 수 있습니다

우리나라 K팝의 특징이 놀라운 게
노래 한 곡에 여러 가지 장르의 음악이 다 흘러나온다는 것입니다
한 곡에 이렇게 다양한 장르를 다 섞어 넣을 수 있듯
탭댄스도 다양한 스타일을 다 할 줄 알면
모든 음악에 맞춰 다 표현할 수 있는 것입니다
그것이 시대를 타고 앞서가는 것입니다

생활비로 '기본'이 들어가면, 현상 유지다.
생활비는 '기본'만 쓰고, 나머지는 모아서 '목적'을 두고 쓰면서 행해야
발전하고 성공한다 ®

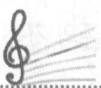

19. 탭댄스 Step(스텝)과 Toe(토)

현실과 환상 간의 조화
똑같은 컴비네이션도 Step(스텝)으로 놓으면 현실성이 있고 편안한데
이걸 Toe(토)로 바꾸면 현실성보다 환상적이고 불안하면서 멋이 더 납니다

발레하는 사람이 토슈즈를 신고 인형같이 몸동작을 표현하는 것 자체가
현실이 아닌 환상을 표현한 것

그러니 탭댄스에서 Step(스텝)과 Toe(토)를 어떻게 조화를 시켜주느냐에 따라
눈으로 보는 동작들이 더욱 화려해집니다

시간도 '기본'의 일에 기본을 쓰되, '나머지'는 최고로 귀히 써야 성공한다 ®

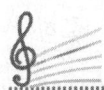

20. 탭댄스 모델

화가는 그림을 그리기 위해 모델을 씁니다
화가는 모델에 따라 영감을 받기도 합니다

탭댄스도 배우는 사람이 누구냐에 따라
특별히 새로운 스텝이 나오기도 합니다

그럼 혹 화가의 그림에는 그 모델이 담기는데
탭댄스 스텝에는 수강생이 담길까요?

화가의 모델은 가만히 있다가 가면 되는 것이지만
탭댄스 수강생은 스텝을 익히려고 본인 스스로 애를 쓰고
가야 합니다

화가의 모델과 탭댄스 모델(수강생)을 비교해 봅니다

<기본>은 '기분'이다. '기본'은 꼭 해야 한다.
그러나 습관이 되어 '기본'이 지나치게 늘어나면 '나머지'가 적어지니,
그것으로는 잘 안되고 성공하지도 못한다 ®

21. 탭댄스로 달인이 되는 길 하나

R - 자꾸 해 보면 배로 빠르게 할 수 있다
운동장을 뛰는 것도 자꾸 해 보면 시간을 단축시킨다
각종 기술도 자꾸 하다 보면 빨라진다
그래서 '달인'이 되는 것이다

처음부터 안 되는데 빠르게 하려고 하지 말고
먼저 순서를 익히면서 천천히 하고
그게 익혀지면 조금씩 빠르게 올라가면 수월하게 할 수 있습니다

〈기본〉은 꼭 하고 〈나머지〉는 최대로 도전하는 대로 육의 성공이 좌우된다 ®

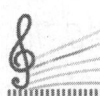

22. 탭댄스 다음 차원

R - 다음 차원에 오르려면, '그 차원의 맛'만 보지 말아라
그와 같이 살아라
그래야 다음 차원에 오른 것이다

한 번 맛보며 그다음 차원의 세계를 경험해 보고
다시 지금 현재의 차원을 겪어보면 다르다는 것을 실감하게 됩니다
그러니 다음 차원을 더욱 추구하게 됩니다
그다음 차원에 오르려면 맛만 본 것으로 끝내서는 안 됩니다
그 맛을 본 것이 늘 유지되도록 그와 같이 사는 모습이 되어야 합니다
그래야 그다음 차원에 진정 이르는 것입니다

신앙도, 인생 삶도, 할 일도 '기본'은 꼭 하면서
'나머지'는 최대로 도전해라. 그러면 성공한다 ®

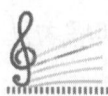

23. 탭댄스 성장 기간

R - 어린 자가 아무리 해도 일 년 내에 완성이 안 된다
〈성장 기간〉이 차야 된다
〈성장 기간〉 때 배우고 행하면서 성장 된다
고로 지도자는 이를 알고 대해야 된다

배우는 사람이 익히고 습득하여 연습하여
자기 것으로 만들어가는 성장 기간
이 시기는 누구에게든 꼭 필요합니다
그러니 가르치는 자는 조급하게 생각하지 말고
꾸준히 성실하게 지도하며
시간을 쓰도록 해야 하는 것입니다

평소에는 실천하지 않으면서 시간 낭비하다가
짧은 시간에 빛같이 실천하는 자는 지혜 없는 자다.
평소에 시간 낭비하지 말고, 그때 그 순간마다 빛같이 실천하는 자가
여유 있게 하는 자다. 지혜로운 자다. 성공하고 승리할 자다 ®

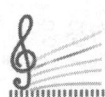# 24. 탭댄스 잘 간직하는 법

R - 잘하던 사람도 안 하면 처음같이 못 하게 돼 버립니다
매일 행하면 〈잘하던 것〉도 잊지 않고
〈외웠던 것〉도 잊지 않고
〈감각과 실력〉도 더 좋아집니다

모든 장르가 그러할 것입니다
이 당연한 진리를 모두가 알고 있으나
모두가 행하며 살지는 않습니다
하는 자는 얻고 이루어 갑니다

〈기회〉는 오랫동안 머물러 있지 않고, 시계처럼 빨리 갑니다. 그 기간이 '잠깐'입니다. 고로 〈순간 빠르게 판단하고 실천하는 것〉이 성공 비법입니다 ®

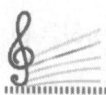

25. 탭댄스 책의 사용 용도

 탭댄스 처음 할 때 필요한 내용이 있는 줄 알았다고 하시는 분들이 있습니다
 다들 처음 배우기 시작할 때 책을 구입해서 보시기에 그런 생각을 하는 것입니다
 그러나 이 탭댄스 책은
 신발을 신는 방법을 알려주는 내용은 별로 없습니다
 이 책은 신발을 신은 다음 어떻게 해야 하고
 신발을 신고 움직일 때 무슨 일들이 있는지에 대한 이야기가 많은 것입니다
 그러니 신발 신기 전의 내용이 좋을까요?
 신은 다음의 내용이 많은 게 더 좋을까요?
 그래서 이 책은 탭댄스를 조금 하게 되는 사람에게 더욱 유용한 책이 되는 것입니다

> 매일 뛰어 승리하면 그날의 것을 최고로 얻고,
> 그 주의 것을 최고로 얻고,
> 그달의 것을 최고로 얻고,
> 그해의 것을 최고로 얻는다 ®

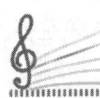

26. 탭댄스 체질 만들기

R - 체질을 만들어 놨다는 것은
자기 몸을 그에 해당되는 모양과 형상으로 만들어 놔서
그것을 능히 하는 기술자가 되었다 함이다

이렇듯 체질을 만들어 놔야 그것이 잘 됩니다
체질이 만들어질 때까지는
계속 끊임없는 반복과 연구와 노력의 시간을 들여야 합니다

얻고 나서 '편안한 쪽'으로 기울어 살면 그만큼 '실패율'이 높아지고,
얻고 나서 잘하는 데 신경 쓰면서 살면 그만큼 '성공률'이 높아진다 ®

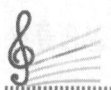

27. 탭댄스 지도법

R - 본인이 하게 해 주어라
그러면 오래 간다

  선생이 되어서 앞에서 계속 보여주면서 따라 하게만 하는 것이
  잘 하는 교육법만이 아닙니다
  배우는 사람 스스로 할 수 있게 해 주는 것
  그것이 진정 오래 가게 하는 길입니다
  그러면 선생이 안 가르쳐 주어도
  본인 스스로 연습하고 찾아서 하게 됩니다
  때론 잡아주고 보여주고
  때론 스스로 하게 해 주고
  이게 좋은 교육 방법입니다

〈최선을 다할 때〉만 '성공 길'로 가게 된다 ®

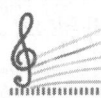
28. 탭댄스 술술술 잘 된다

땀이 숭숭숭 솟아나는 때는 언제일까요?
몸에 열이 차올라 몸에서 수분을 배출하고자 할 때 땀이 술술 나옵니다
몸에 열이 차오르지 않으면 뜨거워도 더워도 땀은 나오지 않습니다

탭댄스가 술술술 잘될 때가 있다면
그것은 몸이 그 스텝을 차고 넘치도록 받아들여서
그때 땀이 나듯 잘 나오게 된 것입니다
그러니 그 정도의 느낌과 상태로 늘 잘하게 만들려면
연습을 많이 해서 몸이 열이 차오른 상태로
만들어 유지시켜야하는 것입니다

그런 술술술 잘되는 느낌을 한 번 경험했다면
이제 그것을 완전히 내 것으로 만들기 위해 노력해야 합니다
땀이 나오는 게 아닌 침을 쉽게 뱉듯
탭스텝이 쉽게 나오게 만들어 놔야 합니다

흔들리면서도 '할 일'을 하면 '승리자'다 ®

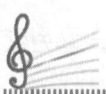

29. 탭댄스와 올챙이 뒷다리

탭댄스 기초를 하는 사람을 올챙이라 한다면
뒷다리가 나오는 경우는 무엇일까요?

Riff Walk(리프 워크)라는 스텝이 있는데
이것은 기초를 배울 때는 하기 어려운 스텝입니다
그런데 배우다 보면 나올 때가 있습니다
이걸 만약 제대로 하게 된다면
올챙이가 뒷다리가 하나 나온 격이라 할 수 있겠습니다
그만큼 성장을 했다는 것입니다
그러나 여기서 만족하지 말고 더 신경 써야 할 것은
아직 앞다리도 나와야 하고
아가미가 허파로 바뀌는 변화된 성장을 이뤄야
완전한 개구리가 된다는 것입니다

<생각>을 잘하면, <생각>에서 성공한다 ®

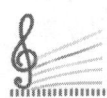

30. 탭댄스의 신체 발달

6학년이 된 수강생
Shuffle(셔플)을 처음 알려주었습니다
오른발을 시켰을 때 금방 따라합니다
처음 하는 것인데도 모양이 아주 잘 나옵니다
뮤지컬팀에서도 안무를 가장 잘 따라 한다고 합니다

그리고 왼발을 합니다
그런데 왼발은 뻣뻣하고 시원하게 잘 안 됩니다
물어보니 오른발잡이라고 합니다
평소에 오른발 위주로만 쓰면서 6학년까지 자라온 것입니다

  왼발을 원활하게 Shuffle(셔플)을 하는 것이 1시간쯤 하니 나아졌습니다
  탭댄스로 신체 발달을 오른쪽, 왼쪽 다 만들어준 경우입니다
  6학년까지 자랄 동안 이렇게 양발의 발란스가 다르게 컸다는 것을
  탭댄스를 통해 알게 된 것입니다
  이렇게 모르고 인생이 자라가는 사람이 얼마나 많을까요?
  어릴 때 발견하여 양쪽 뇌와 신체 감각을 동시에 성장시키는 것이 좋을 것입니다

어려운 환경에 처해 있을 때 〈생각의 방향〉을 '긍정적'으로 하면
그 환경이 '성공의 장소'도 되고,
극복해 나가는 그 기간이 '성공의 기간'도 된다 ®

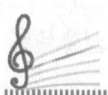

31. 탭댄스 달걀 깨기

R - 정한 날까지 참고 거기서 그날 할 일을 행해야 된다
그래야 달걀이 병아리가 되어 나온다

근육이 만들어지고, 리듬감이 생기고, 순발력이 생기고, 표현력이 생기고, 체력이 좋아지고 등등
이 모든 것이 탭댄스 처음 배울 때
달걀 속에서 이루어지는 성장 과정입니다
달걀은 잘 품어주면 40일이 지나면 깨지고
그 안에 있는 존재는 병아리로 변화되어 나오게 됩니다

제대로 모양 갖추고 튼튼하고 멋진 병아리가 되었는지 안 되었는지
달걀로 존재하고 있을 때 자신을 얼마나 만들었냐입니다

기초의 세월을 보내는 동안 해야 할 일을 제대로 해야 합니다
그게 싫다고 참지 못하고 미리 깨고 벗어나면
병아리는 영원히 못 되는 것입니다

〈실수〉를 통해 〈성공〉을 깨달아라 ®

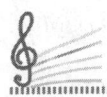

32. 탭댄스 14단계 - 영감의 시

R - 사람은 누구든지 자꾸 해보면 늘게 되고
신이 될 수가 있다
누구든지 하면 할수록
경지에 달하게 된다

처음에는 무감각하고
두 번째는 아리송하고
세 번째는 조금 알게 되고
네 번째는 많이 알게 되고
다섯 번째는 깨닫게 되며
여섯 번째는 혼자 할 수 있게 되고
일곱 번째는 자신이 생기며
여덟 번째는 가르쳐 줄 선생이 되고
아홉 번째는 박사가 되어 연구하고 이해하며
열 번째는 전문가가 되고
열한 번째는 도사가 되어 행케 되고
열두 번째는 초인이 되어 거침이 없고
열세 번째는 신이 되어 행하며
열네 번째는 새로운 것을 창조하여 세상을 놀라게 한다

*사람이 정신과 생각을 어느 정도로 하고 실천하느냐에 따라서
그에 따라 얻고, 성공도 하게 됩니다* ®

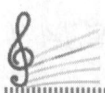

33. 탭댄스 성장의 길

R - 기회는 순간 얻지만, 그 기회를 가지고 뜻과 목적을 이루려면 오랫동안 성장하면서,

갈고 닦으면서, 행하면서, 어려움을 이기면서, 도전하면서 이루게 된다

탭댄스를 배우게 되는 것은 하나의 기회를 잡은 것과 같습니다

그렇다면 이제 그 기회를 가지고 자신의 것으로 만들기 위한 노정이 시작됩니다

시간이 흐르면서 실력을 갈고닦으면서 어려움도 이겨내야 하고

도전을 계속하는 행함이 받쳐 주어야

그 잡은 기회가 자신의 온전한 것이 되는 것입니다

적극적으로 하느냐, 소극적으로 하느냐에 따라서 〈성공〉도 〈삶〉도 좌우됩니다 ®

34. 탭댄스 잘못된 습관과 버릇

R - 습관과 버릇이 들면, 고쳐서 하는 것이
하늘의 별 따기 같이 어렵고 힘들다

이것이 좋은 습관과 버릇이라면 굳이 고칠 필요도 없는 것인데
문제는 잘못된 습관과 버릇이 몸에 배어버리면
그것을 다시 교정하고 좋게 만드는 것이 너무도 어렵습니다
그러니 조금 늦더라도 처음에 익힐 때
발 모양부터 해서 어떻게 해야 하는지를
정확히 습득해 나가는 것이 오래가도 고칠 것 없이
질 실력이 향상되는 비결입니다

시간만 지킨다고 성공한다 할 수 없다.
<그 시간에 해당하는 일>을 해야 성공한 것이다 ®

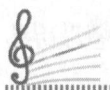

35. 탭댄스 실력의 위치

R - 위치만 높은 차원으로 옮기려 하지 말아라
자기를 안 만들고 자기보다 높은 차원의 위치로 옮기면
다시 제 위치로 돌아오게 된다

본인은 그 정도의 실력이 안되는데
눈으로 보기에 화려하고 멋있어서
그 스텝을 도전해서 배우려 하면
결국 적응이 안되어서 그 클라스는 버티고 하지를 못합니다

본인 실력에 맞는 곳에서 우선
문제없이 잘 하는 단계를 넘어서야
그다음 화려하고 높은 실력으로 가서도
잘 할 수 있게 되는 것입니다

항상 두 가지, 세 가지를 성공해야 된다.
제시간 잡기, 제시간에 실천하기, 제대로 잘하기다 ®

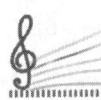

36. 탭댄스 잘 가르치는 방법 중 하나

R - 가르쳐 줄 때 가장 지혜로운 방법은
상대가 어떤 수준과 차원과 처지에 있는지
정확히 알고서, 그에 맞게 말해 주는 것이다

내 방식으로 하라고 따라오게 하는 것도 있지만
더 지혜롭게 잘 가르치는 것은 이와같이
배우는 사람의 상태에 맞게 차근히 알려주는 것입니다

이런 선생을 만나는 학생은 좋은 선생을 만나
배우게 되는 것입니다

어느 때는 '1분'(을) 가지고도 잘 생각하고 판단해서 대성공을 하고,
어느 때는 '5분'을 잘못 써서 죽기도 하고,
혈기와 분노를 못 참아서 옥의 고통을 받기도 한다 Ⓡ

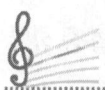

37. 탭댄스 차원 높이기

R - 자기가 차원 높은 것을 생각하지 못한다면,
차원 높게 해 놓은 자의 것을 보면서 하면 된다

그것을 보고 따라 하면서 자기 실력을 더 높게 만들어 놓는 것입니다
그 실력에 오르게 되면 그전에는 보이지 않던 것들이
이제 보이기 시작하고
그전에는 떠오르지 않던 것들이
새롭게 떠오르게 됩니다
그러니 늘 마음을 열고 더 새로운 것을 받아들여
변화를 추구해야 달라지고 또 성장합니다

〈미리 하는 자〉만 승리하고 성공한다 ®

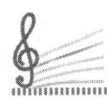

38. 탭댄스는 정직하다

  음악을 라이브로 하면 그게 리얼이지요
그런데 그것을 음반으로 만들면 차이가 생깁니다
LP판으로 만들 때는 한 번 들을 때마다
재생을 손으로 계속 해 줘야 하는 수고가 있습니다
카세트테이프로 들을 때도 되감기 수고를 해야 했던 시절도 있었습니다
그런데 CD와 MP3로 넘어오면서부터는
아주 편안하게 무한 재생이 가능해졌습니다
노래 한 곡 한 곡을 소중히 들었던 그 옛날 LP판과 카세트테이프 세대와는 다른
CD와 MP3 세대는 자동 기능으로 익숙해져 살게 되는 것입니다

  그런데 이 탭댄스를 하게 되면
이건 자동 개념이 적용되는 것은 어렵습니다
본인이 일일이 라이브로 노래를 부르듯
순간순간 제대로 탭스텝을 해줘야 합니다
잘하면 제대로 소리가 나오게 되고
못하면 제대로 소리가 안 나오게 됩니다
자동세대인 사람들이 배울 때
삶의 진가를 더욱 체험하게 되는 경험이 됩니다

  밥 먹는 것과 같습니다
본인이 먹고 소화시키듯
탭댄스 실력은 자동으로 익혀지지는 않으니

본인이 익히고 본인이 성장시키는 것이니
참으로 정직한 것입니다

> 성공하는 자들을 보아라.
> 얼마나 악착같이 하는지 아느냐. 자기를 만들기다.
> 실천이다! ®

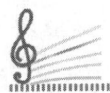

39. 탭댄스와 사투리

연기를 하는 사람은 발음교정을 합니다
특히 사투리를 쓰는 사람은 표준어를 구사하기 위해
사투리를 고치기 위해 상당히 애를 씁니다

탭댄스의 음은 기계처럼 정확하고 깔끔하게 나와줘야
듣는 사람이 불편하지 않습니다
탭댄스를 하다 보면 음정과 박자를 못 맞춰서
소리가 들쑥날쑥하게 들릴 때가 있습니다
탭댄스 소리가 사투리로 들리는 것입니다
그러면 듣는 사람이 참 거북합니다

사투리는 특정한 캐릭터를 표현할 때는 해줘야 하지만
표준어를 구사하는 것이 우선 정석입니다
탭댄스도 먼저 제대로 정박, 정음을 하도록 만드는 것이
중요합니다

목적을 이루는 데 있어서
'거기에 해당하는 방법과 핵'만 알아도 그 일에 성공한다 ®

40. 탭댄스 선수가 되려면

R - 어떤 면에서든지 선수가 되는 자는
1단계로 수십 번 해 보다가
2단계로 수백 번 해 보고,
3단계로 수천 번 해 보고,
4단계로 수만 번 해 봐서
착오 없이 할 때 선수가 된다

이와같이 이러하니
단계를 올리는 것이 첫 번째 고려해야 할 부분이고,
그다음 반복을 수도 없이 제대로 해야 하는 것이고,
이 과정을 통해 착오 없이 제대로 하는 것이
완성되는 탭댄스 선수라 할 수 있겠습니다

자료와 기술이 다 있어서 그 일을 할 수 있는데,
'너무 빨리해서' 제대로 안 돼 버렸다.
'천천히' 했으면 음식도 익고 과일도 익고 일도 제대로 됐다.
이와 같이 어떤 일을 하는 데 있어서 '핵심 하나'만 알면 성공한다 ®

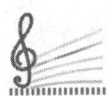

41. 탭댄스 실천

R - 아는 자는 많아도 그것을 실천하여 얻는 자는 드물다

탭댄스를 아는 사람은 많습니다
그러나 그것을 실천해서 스스로 익히거나
배우러 다니거나 해서 자신의 것으로 소유해서
가져가는 사람은 드뭅니다

> 어느 때는 자료와 기술이 다 있는데,
> '너무 늦게 천천히' 해서 안 되는 일도 있다.
> 늦게 하니 '때'가 지나 버린 것이다.
> 〈빚을 갚듯 빨리할 것〉은 '빨리' 해야 된다.
> 이와 같이 어떤 일을 할 때 '핵심 하나'만 알면 성공한다 ®

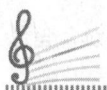# 42. 탭댄스 칼 만들기

검, 칼을 만드는 과정이 여러 과정이 있지만
결국 핵심은 때리고, 식히고, 가열하는 것이듯

탭댄스 익히면서 해야 할 것은
열심히 때리면서 스텝을 익히고
가열하면서도 심도 있게 정확하게 연마하고
식히듯 쉬기도 하면서 생각하면서 계속 진행해 나가야 합니다

이 과정을 제대로 하면 훌륭한 칼이 만들어지듯이
탭댄스도 잘 만들어지게 됩니다
수고와 노력, 정성이 들어가야 합니다

어떤 일은 '한 번'에 해야 성공한다.
'두 번째'에는 기회가 없으니, '한 번'에 아예 잘해야 된다 ®

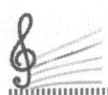

43. 탭댄스로 떠오르는 이미지

노래를 듣자마자 떠오르는 생각
연습실 이미지
배우는 사람들
내 기억들
그리고 연습실 냄새

이게 좋은 이미지와 기억이 되어야 하는데
이 노래를 처음 듣고 탭댄스를 만들고 싶었던 그 감정은 더 이상 남아있지 않고
미세하게 나올 듯 말 듯합니다

이제 이 노래로 사람을 가르칠 때 겪게 되는 연습실 상황과
배우는 이들의 모습들과 내 감정이 음악에 묻어나오게 됩니다

이게 참
예술로써 인생을 살아간다는 것에 대한 이미지적인 모습이란 게
내가 이 삶을 사랑하고 지키려고 노력해야
이 길을 계속 지킬 수 있습니다
이 길을 지겨워하거나 어색하게 느끼게 되면
이 길을 갈 수 없고 유지할 수가 없습니다
현실에 묻혀 이겨내지 못하면
이 길을 편안히 갈 수가 없습니다

〈돈〉을 잘 쓰는 자는 성공하듯이, 〈시간〉을 잘 쓰는 자는 성공한다 ®

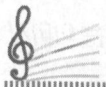

44. 탭댄스의 핵

R - 모든 작품에는 핵이 있어요
핵만큼은 온전해야 한다
핵에서 가치가 좌우된다

이와 같이 탭댄스의 핵이라 하면 무엇이라 말할 수 있을까요?
바로 소리 아니겠는지요?
발로 두드리는 그 리듬 소리
그리고 하나 더 필요하다면 눈으로 보이는 모션들이겠습니다

> 매일 오르기다. 그러다 보면 홀연히 '정점'에 올라간다 ⓡ

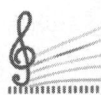

45. 탭댄스 도전에 대한 비밀

R - '도전에 대한 비밀'은
자꾸 반복하여 행하는 것입니다
그러면 기술자가 되고 유능한 자가 되어
목적을 달성하게 됩니다

<승리하고 성공하는 자>는 '미리' 합니다 ®

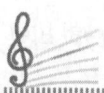

46. 탭댄스 오직 1%만 소유한다

수많은 사람이 탭댄스를 알고 있어도
그것을 선택해서 배우거나 하는 사람은
오직 1% 정도입니다
1%도 안 될 것입니다
60억 인구 중 6천만 명이 탭댄스를 하지는 않을 터이니 말입니다

또 배우거나 접하는 사람 중에
탭댄스를 본인 것으로 가져가는 사람은 1%밖에 안 될 것입니다
눈으로 볼 때는 쉽게 보였는데 막상 해 보니
이게 그리 쉽지만은 않으니 말입니다

귀하고 귀한 탭댄스는 그래서 오직 1%만 소유합니다
소유한 사람은 가치를 느껴도 좋습니다
탭댄스를 할 줄 알기에 자부심을 가져도 좋습니다

탭댄스는 이와같이
누구나 할 수는 있지만 아무나 가져가거나 소유하지는 못합니다

〈승리와 성공의 비법, 시간 축지의 비법 = 미리 하는 것〉®

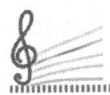

47. 탭댄스와 만남

탭댄스로 무엇을 만나게 될까요?
여기에서는 음악에 관해 얘기하고자 합니다

감각을 울리는 음악을 듣게 되면
그 노래, 음악이 최신 것이든 옛것이든
세월은 전혀 상관이 없습니다
그때 그 순간의 내 코드가 그 음악에 맞물립니다
그 음악과 함께 작품과 스텝을 구상하고 싶어집니다
그 음악과 함께 사귀고 연애를 하는 것입니다
노래와 음악의 흐름과 함께 맞추기도 하고
때론 서로 주고받는 관계로 반응하기도 합니다

탭댄스로 만나는 음악은
그렇게 평소에 듣는 것과는 다르게 다가옵니다
작품으로 구성해 놓으면 그 음악은
이제 내게 있어 그냥 듣기만 하고 끝나는 음악이 아닌
나의 진열장에 놓인 오브제와 같아집니다
내게 있어 더욱 의미 있는 한 존재가 되는 것입니다

출발을 빨리해야 승리합니다.
목적을 두고 이기면서 생활하려고 해야 이깁니다.
그러지 않으면, 항상 평범한 삶이 반복됩니다 ®

48. 탭댄스로 만족하다

R - 한계를 정해놨기에 만족하다

탭댄스 하면서 만족하게 할 수 있을까요?
충분히 하게 되면 만족하게 할 수 있습니다
자신의 한계까지 다다를 정도로 하게 되면
만족할 수 있게 됩니다
물론 누군가와 비교해서 아쉽다면
혹 만족이 오지 못할 수도 있을 것입니다
자기가 정해놓은 기준에
자신의 한계까지 최선을 다한다면 만족하게 됩니다
배부르게 먹어 더 이상 못 먹게 되면
다른 더 좋은 음식이 있어도
배부른 그 자체로는 만족할 수 있게 됩니다

한계가 있기에 만족할 수 있습니다
한계가 없다면 해도 해도 만족이 없을 것입니다

'잘하는 만큼' 형통하고 성공한다 ®

49. 탭댄스 부실공사

건물을 지을 때 부실공사가 되는 이유가 무엇일까요?
빠르게 짓기만 하고 써야 할 재료를 제대로 쓰지를 않고
다른 재료를 쓰고 지어버리기 때문에
건물을 다 짓고 나서도 오래 가지 못하고
부실공사의 흔적이 나타나게 됩니다

그러면 탭댄스가 부실공사가 되는 경우는 어떤 경우일까요?
발 스텝을 제대로 구사하지 못하고
모양도 제대로 나오지 않는데
진도만 나가면서 작품 구상을 다 끝내버렸다면
그것은 완성이 되었어도 나중에 문제가 드러나게 됩니다
또 그것만이 끝이 아니라
다시 제대로 모양과 소리를 만들려고 해도
이미 모양이 이상하게 굳어져 버려
다시 고치는 것 자체가 어려워집니다
건축물을 다시 부수어 다시 짓는 과정처럼
보통일이 아닌 것이 되어 버립니다

부실공사는 안 좋습니다
좀 시간이 걸리더라도 제대로 차근차근 하는 것이 중요합니다

사랑이 〈삶의 위치〉가 좋아야 '형통'하고 '승리'합니다 ®

# 50. 탭댄스와 맛동산

맛동산 과자 봉지 겉면을 보면
맛동산이 만들어지는 과정이 쓰여 있습니다
그 중 첫 번째가 밀가루 반죽을 할 때
'음악을 틀어 들려준다'고 합니다
밀가루에서 반죽으로 변화가 일어날 때
음악을 주입한다는 의인화 표현인데
그렇게 되면 나중에 맛동산이 어찌 될까요?
음악 듣고 반죽된 과자라
더 감칠맛이 나게 되는 걸 얘기하는 것입니다
그뿐이겠는지요
모양도 한결같이 다 다릅니다
음악과 함께 버무려지니 개성적으로 달라지는 것입니다

이와 같이 탭댄스도 처음 익힐 때는
자신의 발로 스텝만을 익히는 것이 아니라
음악을 타면서 연주한다는 생각으로
뇌 속에서 리듬을 생각하면서
리듬을 외면서 같이 스텝을 익혀줘야 합니다
그렇게 처음 할 때부터
음악적인 감각을 지닌 채 스텝을 정확히 익힌 사람은
나중에 음악 없이 탭 소리만 들리게 하여도
아주 멋진 리듬이 들려오게 됩니다

오랫동안 사랑 받고 장수한 맛동산
인기와 맛의 비결을 그렇게 표현합니다

탭댄스는 그보다 더 오래된, 예술인데
그냥 하는 것은 아닌 것입니다

잘된 이유는 '100% 잘해서'다 ®

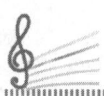

51. 탭댄스 스타일에 따른 대중화

예전에 재즈 탭과 뮤지컬 스타일의 탭댄스(씨어터탭)만이 국내에 알려져 있을 때는
탭댄스는 뮤지컬이나 연예계에 종사하는 사람들만이 배우고자 하는 단계였습니다
그러다가 2000년대가 되면서 국내에서도 리듬 탭과 펑키적인 스타일이 알려지게 되면서
예술전공이 아닌 젊은이들이 탭댄스를 하며 흑인들의 리듬 탭을 따라 하기도 했습니다

이것은 무엇과 같은가 하면 재즈댄스나 클래식 스타일의 춤을 할 때는
진짜 무용을 하거나 어딘가에 출현을 하려는 사람들만이 춤을 했으나
힙합이라는 장르 속에 다양한 멋진 춤들이 대중에게 선보여지니
젊은 춤꾼들이 새롭게 나오게 되는 것과 같은 것입니다

한 마디로 우리나라 젊은 사람들은 클래식한 탭댄스나 춤보다는
신나고 펑키적이고 다이나믹한 탭댄스와 춤을 더 좋아한다는 것입니다

그러니 이제 그런 장르들도 많이 나와줘야 합니다
이미 세계적으로 다 하고 있습니다

<성공>은 '자기가 행해서' 이룬다 ®

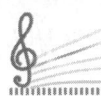

52. 탭댄스 몸 만들기

안되는 스텝 되게 만드는 법은
몸을 만들면 됩니다
체질을 만들면 됩니다

그럼 몸은 어떻게 만들까요?
반복 연습을 꾸준히 하면 됩니다
제대로 하는 방법을 배우거나 터득해서
그것을 계속 반복해야 합니다
반복해서 내 발이 그것을 익숙하고 편하게 할 정도로
만들어줘야 합니다

이 과정은 참으로 시간이 걸리고
안 되는 것은 되도록 만드는 일이기에
쉬운 건 아닙니다

그러나 만들어지면 이제 다른 차원이 됩니다
특별히 안 되는 체질이 아니라면
제대로 꾸준히 반복 연습하면
인간의 몸은 더 향상되도록 만들어져 있습니다

그러니 몸을 만들고자 원한다면
계속 반복 연습을 성실히 즐기며 꾸준히 해야 합니다

<흐르는 물>을 '댐'으로 막듯 시간을 막고,
'수문'으로 흐르는 양을 조절하듯 시간을 조절하며 써야 성공한다 ®

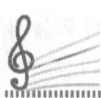# 53. 탭댄스 어려운 것과 헷갈린 것의 차이

어려운 것은 난이도가 있는 것이고
헷갈린 것은 쉬운 것인데도 자신에게 생소한 것이어서
헷갈린 경우가 있는 것입니다
주로 오른발 위주로 했다면
같은 스텝도 왼발로 하면 헷갈린 경우가 있습니다
그리고 자신이 평소에 잘 사용하지 않는 스텝들로 만들어져
그것을 익힐 때 헷갈리게 되는 것입니다

실력이 뛰어난 사람도
자신이 여태껏 해왔던 것과 다른 분야의 것을 하게 되면
익숙해질 때까지는 헷갈리게 됩니다

어려운 것은 실력이 갖춰져야 하게 되는 것이고
헷갈린 것은 신경 써서 계속 반복하면
익숙해져서 괜찮게 되는 것입니다

어렵기도 하고 헷갈리기도 한 스텝을 만나게 되면
심혈을 기울여야 습득할 수 있습니다

시간이 있어도, 알고 행할 힘이 있어도,
거의 '자기'가 안 해서 성공하지 못한다 ®

54. 펑키 탭 탭댄스 만드는 과정

첫 번째는 펑키 스타일의 스텝들을 뽑아 골라서 정리합니다
두 번째는 펑키 춤이 될 요소의 스텝들을 뽑아 정리합니다
세 번째는 이 두 개를 결합해서 워밍업으로 정리를 해 나갑니다
음악은 펑키 스타일 음악을 고릅니다

보면 펑키 스타일의 느낌이 나오는
아주 특이한 스타일의 펑키 탭이 되는 것입니다

노래 한 곡 만들 때
멜로디 만들고 가사 붙이고 편곡해서 완성을 향해 가듯
멜로디에 펑키 스타일 탭을 넣고
가사 쪽에는 펑키 댄스 스타일 넣고
두 개를 합쳐 리듬과 동작을 조합시키듯
편곡해서 하나의 패턴을 콤비로 만들어내는 것입니다

〈승리와 성공의 비법〉 생각났을 때 해라. 그 순간이 기회다 ®

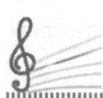

55. 탭댄스 안무 교육법(2025)

먼저 만들고자 하는 음악을 충분히 이해하도록 듣습니다
자기 원하는 음악을 하면 더 좋을 것입니다
그 음악을 들으면서 어떤 스텝을 쓰면서 하면 좋을지
한 개 정도는 미리 구상을 합니다
그리고 음악에 몸을 맡깁니다
흘러가는 대로 몸이 어떻게 반응하는지 그 흐름을 탑니다
즉흥으로 만들어지는 스텝
그것이 또한 아무렇지도 않게 새롭고 놀라운 스텝으로 나옵니다
그렇게 만들어 보는 것입니다
즉흥으로 나온 것인지라 바로 하고 나면 무엇을 했는지 까먹습니다
그러니 영상 녹화를 하면서 하는 것도 기억하기에 좋은 방법 중 하나입니다

〈할 때 하는 것〉이 '성공하는 길'이다 ®

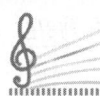

56. 영향받는 탭댄스

 축구공을 발로 차거나 탁구공을 치거나 골프공을 쳐서 날리거나
 어떠한 공을 쳐서 날릴 때 스핀을 먹여서 날리면
 공은 직선으로 안 가고 가다가 휘어져 가게 됩니다
 스핀의 영향을 받은 것입니다

 자전거나 날아가는 어떠한 새도 바람이 세차게 불면
 그 영향으로 인해 빨리 갈 수 있거나 저항을 받아 느려지기도 합니다

 탭댄스도 이와 마찬가지입니다
 어떠한 영향을 받으면 탭댄스가 더 잘되기도 하고 안되기도 하는 때가 있습니다
 당장 몸만 피곤해도 피로감에 의해 컨디션이 나빠져 쉽게 하기 어려워지기도 합니다
 반면 기분이 좋으면 그 힘으로 또 잘되기도 하고
 추우면 몸이 움츠러들어 안되기도 하고
 이래저래 외부 영향과 내부 영향으로 인해
 탭댄스는 그렇게 변화를 겪게 되기도 합니다

몰라서 사업도 실패하고, 사랑도 실패한다 ®

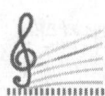

57. 탭댄스로 체한다

스텝을 잘 익혔습니다
그러다 보니 잘되니까 진도가 빨라집니다
맛있는 음식을 쉼 없이 마구 먹듯
스텝이 재미가 붙으니 마구 빨라진 것입니다
문제는 그 빨라진 순간에는 잘 되었는데
다른 스텝과 응용하다 보니 그 전 스텝이 꼬여버리게 된 것입니다
이런 상황이 스텝을 급하게 빠르게 하여서
몸이 체해버린 경우라 할 수 있습니다
하나의 스텝을 익혔으면 그것이 소화가 될 때까지
차근히 하는 과정이 필요한데
잘 익혀졌다고 생각하고 마구 빠르게 또 진도가 나가버리니
몸이 그런 된 것입니다
이런 것은 다시 체한 것을 풀고 하나씩 제대로 하면 됩니다
만든 것을 영상으로 찍어 놓았다면 잊지 않게 됩니다

<사랑>은 '어느 각도에서 인생을 보고 생각하고 행하느냐'에 따라
성공과 실패가 좌우된다 ®

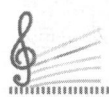 *58. 탭댄스로 고문하기*

소리에 민감한 사람에게 탭댄스 소리를 들려주는데
똑바로 때리지 못하고 리듬을 엉망으로 하게 되면
듣는 사람은 괴롭게 됩니다
그 소리가 단순해도
듣는 사람을 신경 쓰이게 하는 경우는
조용한 곳에 있거나 전철 같은 곳에서
발로 단순한 리듬을 따닥거리고 있으면
듣는 사람은 참 신경 쓰이고 거슬리게 됩니다
연습실에서는 제대로 스텝을 두드려 줘야 하는데
똑바로 두드리지 못하면
완벽한 소리를 알고 있는 사람에게는
고문이 될 정도로 거슬리게 됩니다

〈돌이나 나무 등 각종 만물과 지역의 형상〉을 볼 때도,
〈사람〉을 볼 때도 '어느 각도에서 보고 생각하고 대하느냐'에 따라
성공과 실패가 좌우된다 ®

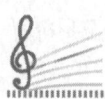

59. 탭댄스 다음 단계 오르기

한 단계 한 단계 한 계단 한 계단
하나의 단계를 만났을 때
그것을 얼마나 제대로 해 주느냐
그 단계가 끝나면 다음 단계를 만나게 됩니다
다음 단계를 만났을 때 새로운 것도 있지만
때론 앞 단계와 맞물려서 흐르게 됩니다

모든 단계는 결국 나중에 다 연결되어 응용되기는 합니다
알려주는 것을 배우는 입장의 사람은
알려주는 대로 제대로 습득하는 것인데
가르치거나 만드는 사람의 입장에서는
다음 단계를 알게 되는 과정이 조금 다릅니다

앞의 것은 어느 정도 이뤄야 다음 것이 보이게 되는 것입니다
산 정상을 올라야 그 뒤에 무엇이 있는지 보이게 되는 원리입니다
새로워지는 즐거움이 있는 것입니다

여럿이 살면 '누가 하겠지' 하며, 남에게 미루고 안 한다.
어떤 사람은 혼자 있는데도 '알아서 되겠지' 하고,
안 한다. 고로 평생 가도 일이 안 된다. 이들은 '성공과 먼 자들'이다 ®

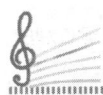

60. 탭댄스 라이브

음악을 파일로 들으면 아주 멋지게 가수의 목소리가 잘 나옵니다
그 가수의 목소리가 라이브 때도 똑같이 나오거나 더 멋지게 변화를 주어 나온다면
그 가수는 노래에 상당한 실력이 있는 사람인 것입니다

탭댄스도 이와 마찬가지로 라이브로 할 때나 발소리로 녹음하거나 해도
변함없이 편하고 깔끔하게 잘 나온다면
탭 소리를 아주 잘 내는, 잘하는 사람이라고 할 수 있겠습니다

노래를 타고 나고 노력해서 그렇게 만드는 가수가 있듯
탭댄스로 타고 나고 노력해서 그런 능력을 발휘하며 하게 되면
잘하는 사람이 되는 것입니다

탭슈즈 신고 바닥에서 탭 소리를 내는 것이
아무 의식 없이 걷고 뛰고 나는 것이 편안하게 된다면
잘한다고 할 수 있을 것입니다

생소리가 맑게 잘 들리게 하는 것
그게 잘하는 기본이 갖춰진 것입니다

> 〈실천〉이 얼마나 위대한지 알아라.
> 〈성공한 자〉는 다 '위대한 실천을 한 자'다 ®

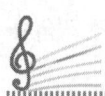

61. 탭댄스 물수제비

　Shuffel(셔플)을 할 때, Flap(플랩)을 할 때, Riffle(리플)을 할 때, Riff Walk(리프 워크)를 할 때, Scuffle(스커플)을 할 때
　첫 박자를 스치듯 바닥과 징을 마찰시키는 방법
　이게 돌멩이를 던져 물가에서 스치듯
　계속 튕기게 만드는 물수제비입니다

　물수제비를 많이 튕기게 하려면
　우선 돌멩이 선택을 잘해야 합니다
　얇고 넓적한 돌을 적당한 크기로 잘 골라야 하고
　물가에 던질 때 언더그라운드 방식으로
　옆으로 물 수면에 스치듯 잘 던지면
　많게는 5번 넘게 7번 넘게 나오기도 합니다

　돌멩이를 선택하는 것은 자신의 발을 제대로 만드는 것이고
　잘 던지는 것은 자신의 발바닥에 잘 스치듯 두드리는 것입니다
　탭댄스 물수제비의 원리로 스텝을 치면
　깔끔하게 보이면서도 맑은 소리를 낼 수 있습니다

성공할 것도, 승리할 것도 안 하면, 안 되는 것이다 ®

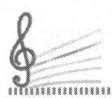

62. 탭댄스 안무 교육법 (2025-1)

여태껏 배워 알고 있는 스텝은 무엇입니까?
Shuffle(셔플), Step(스텝), Hop(합), Stomp(스톰프)
지금 생각나는 멜로디는 무엇입니까?
산토끼, 학교 종이 땡땡땡
그렇다면 그 주 멜로디에 맞춰 알고 있는 스텝들을
다 섞어 넣어서 스텝들을 만들어 봅시다
그것이 첫 시작입니다
만드는 조합의 능력이 있을수록
그리고 여러 가지 다른 스텝이 많이 기억날수록
다채롭게, 조화롭게 만들 수 있을 것입니다

<자기 할 일을 다 한 자>가 '성공'한다 ®

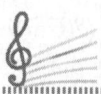

63. 탭댄스 안무 교육법 (2025-2)

스텝을 연결을 시켜보았다면 이제 방향을 생각해 봅시다
앞만 보고 할 것인가
옆도 볼 수 있고 뒤로 돌아 한 바퀴 턴을 할 수도 있을 것입니다
그것으로 변화를 줘 봅시다
방향을 바꾸면서 하다 보니 발이 엉키기도 할 것입니다
엉키는 발을 조화롭게 깔끔하게 하고 싶다면
그 사이에 새로운 스텝을 넣어봅시다
한쪽만 했다면 대칭이 되는 다른 쪽도 똑같이 만들어 봅시다
산토끼나 학교 종 노래에 맞춰서
알고 있는 스텝들을 멜로디에 맞게 넣어서 구상했다면
이제 시작을 잘한 것입니다
순발력이 있을수록 더 다양한 방향의 변화를 보여줄 수 있을 것입니다
춤의 소질이 있다면 더욱 도움이 될 것입니다

무엇을 해야겠다고 생각했으면,
'2초 반 안'에 시작하기입니다.
이는 〈성공하는 절대 법〉입니다 ®

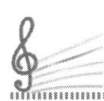

64. 탭댄스 안무 교육법 (2025-3)

주음의 단계 + 화음을 넣어봅니다
산토끼 노래는 3박자였고
거기에 3개의 스텝 소리만을 넣었다면
이제 그사이 사이에 새롭게 빠르게
소리를 더 추가시켜 넣어봅니다
산토끼를 사안토오끼이, 이런 식으로 박자의 음절을 쪼개는 것입니다
이 쪼갠 음에 맞춰 알고 있는 스텝을 좀 더 빠르게 또 추가를 시켜봅니다
조금 어려워졌지만, 기본을 잘 익혀두었다면
기존에 썼던 스텝들만이 아닌 새로운 스텝을 넣어 볼 수도 있습니다
이것저것 넣었기에 조잡한 모양의 스텝들이 나올 수도 있겠지만
첫술에 배부를 수는 없습니다
요리하듯이 다양한 재료를 가지고 이렇게도 저렇게도 만들어 보는 것입니다

김밥은 김과 밥만 있으면 만드는 것입니다
김만 가지고는 그것일 뿐, 밥만 가지고는 그것일 뿐이었는데
이 두 가지가 섞이니 김밥이 된 것입니다
거기에 참기름을 추가하면 더 고소해집니다
거기에 단무지를 끼워 넣으면 맛있어집니다

거기에 들깨, 햄, 나물 등이 들어가기 시작하면
점점 다양한 김밥이 나오게 됩니다
안무가 이와 같습니다

〈순간 생각을 결정할 기회〉는 '빠르게 열을 셀 때까지'입니다.
이때 결정하고 하면, 성공합니다.
〈이때 생각을 결정하고 행하는 자〉는
- '초인'입니다 - '능력자'입니다 - '자기를 다스리는 자'입니다 -
'금메달을 딴 자'입니다.
고로 'A급'을 얻게 됩니다 Ⓡ

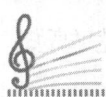

65. 탭댄스 기(氣)를 받는다

R - 돌 주변에 가면 기를 받는다
그래 나도 저렇게 돼야지 하는 게 기를 받는 것이고
실제로도 기를 받아요
시장에 가면 냄새 맡잖아요
그런 것이 기 받는 겁니다

기를 받는다는 것은 그런 영향을 받는다는 것입니다
좋은 영향을 받아야 좋게 되는 것이니
탭댄스로 기를 받으려면 잘하는 사람의 것을 보고
'나도 저렇게 해야지' 하는 기를 받아야 하지
못하는 사람을 보고 만족하는 차원이 되어서는 안 될 것입니다
내 스스로 잘하는 기운이 넘치도록
난이도가 높다고 해서 그런 것만이 나오는 것이 아니라
내 레벨에서 최선의 모습이 나오면
그곳에서 기가 뿜어져 나오게 됩니다
좋은 기의 영향을 주고받고 하면서
해 나가는 것이 좋은 것입니다

R - 좋아하면 힘을 받고 기를 받는다

<성공>도 '순간을 포착하고 잡은 자'가 합니다 ®

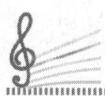

66. 뇌를 쥐어짜는 탭댄스

처음 Shuffle(셔플)할 때 발가락이 내 맘대로 안 올라갈 때
발신경이 뇌신경과 연결되어 너무 안 되어 짜증나도록 뇌를 자극할 때
반복적으로 한 단계씩 올라가면서 박자를 추가하는 워밍업 스텝
사람에 따라 다르겠지만 3박자나 4박자까지는 잘 되다가
5박자 올라가기 시작하면서부터는 엉키기 시작합니다
두 번만 주고받고 하면 간단할 수도 있는 걸
4번을 하게 만드니 이건 엄청 헷갈리고
한 번만 반복시키는 게 아니라 양발을 둘 다 쓰게 하면서
주고받고 하도록 하니 더욱 꼬이게 됩니다

이건 뇌신경과 발 근육 신경이 계속 자극을 받게 하여 숙달해져야 합니다
숙달되고 쉬워지면 언제 안 된 적이 있었냐는 듯이 편안하게 됩니다
뼈같이 굳어져 다시 변형되지 않을 것인지
위장같이 배부를 때는 풍족히 채워졌다가
배고플 때 다시 쪼그라져 또 채워야 할지
그것 또한 각자 근육과 세포 신경에 따라 다를 것입니다

한 번 뇌와 신경에서 익혀서 다시는 까먹지 않고 발휘가 계속되느냐?
그 순간에 되었다가도 나중에 할 때는

또다시 처음부터 돌아가져 다시 해야 할 것인가?
사람 체질과 능력에 따라 모두 다를 것입니다

> 몰라서 망하고,
> 실패하고,
> 다치고,
> 죽기도 하고,
> 지옥에도 간다.
> 알면 성공이다 ®

# 67. 바꿔서 더 좋은 탭댄스

어느 작품이나 콤비스텝을 스텝의 모양이나 소리 등을
바꿔주는 것이 더 나을 때가 있습니다
다 만들기는 했는데 뭔가 아쉬운 듯한 것
이보다 더 어울리고 괜찮은 동작과 소리, 리듬이 있을 듯한데
어디서 소스를 얻고 자료를 얻어 이것에 새로움을 넣을 수 있을까요?

창작을 즐기는 사람이든 남의 것을 참고하는 사람이든
처음 하면 다 무한한 것이 쏟아져 나올 정도로 많은 것 같습니다
그래서 바꾸기도 하지만
또 어느 때는 안 바꾸고 처음 구상했던 그것으로 만들어서
써먹다 보면 역시 그것이 좋다 하는 경우도 있으니

그 순간 맘에 들고 안 들고는 내 마음의 상태에 따라 다른 것이고
상대의 보는 눈에 따라 또 다르고
대중적인 시선이나 비평가가 보는 눈이 또 다른 것이고
시대 흐름에 따라 유행에 따라 달라지기도 하는 것이니

<정보>도 '새로운 정보를 가진 자'가 알고 성공한다 ®

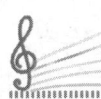# 68. 가르치면서 터득되는 탭댄스

혼자 연습을 하면서도 뭔가 알게 되는 것도 있지만
의외로 사람들을 가르칠 때 더 많은 것을 깨닫게 됩니다
특히 재능은 있고 가능성은 있는데
길을 찾지 못해 나아가지 못하고 있는 사람을 보면
더욱 많은 것들이 보여서 설명을 더 해 주게 되고
그렇게 상대에게 길을 밝혀줄 때
그동안 내가 가보지 못했던 새로운 길을 발견하게 됩니다
그리고 내가 지니고 있는 것을 다 쏟아붓고 비워졌을 때
다시 새롭게 뭔가 추구하고 채우고 싶은 마음이 듭니다

남을 가르치면서 얻게 되는 것은 결국 내 자신입니다
내가 얻게 되는 것은 꼭 있습니다
아낌없이 베풀어 줄 때 새로움이 또 쏟아져 나옵니다

하면 되고, 안 하면 안 된다 - 이것이 〈성공의 비법, 성공의 공식〉입니다 ®

69. 탭댄스와 운동선수

운동선수가 최고의 신기록을 냈을 때
그는 최고의 컨디션으로 최고의 기량으로 기록을 낸 것입니다
온전한 작품을 만든 것입니다
그러면 다음에 또 할 때도 그것을 뛰어넘는 신기록을 내거나
최소한 동등한 기록을 내 주어야 하는데
그게 잘 안되지 않는지요

탭댄스도 최고 기량의 컨디션으로 오늘 잘했다고 해서
다음에 할 때도 또 그렇게 잘하게 되는 것은 아닙니다
몸을 늘 풀고 최상의 컨디션을 유지하며 해야
항상 잘하는 모습을 보이게 되는 것입니다

〈아는 것〉도 실천하지 않아서 실패한다 ®

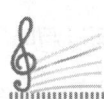

70. 탭댄스 근육이 망가진다는 것

탭댄스를 할 때 쓰이는 근육들
특히 발 부위에 많이 쓰는 근육들
신체의 모든 부위가 다 필요하지만
피아노나 바이올린 하는 사람은 손가락이 더 중시되고
노래를 하는 사람은 성대가 특히 더 중시되듯
탭댄스는 발가락, 발등 외 발의 많은 근육들이 필요합니다
이 근육이 망가지고 제 기능을 못 하면
연주를 하거나 노래를 하는 사람들이 그 이상의 단계를 포기하게 되는 것처럼
탭댄스도 그 이상의 경지까지는 가지 못하게 됩니다
운동을 하는 선수들도 마찬가지입니다
근육의 능력에 따라 실력이 어디까지 오를 수 있는지 가능성을 점쳐볼 수 있습니다
그 근육이 망가져 있지 않고 제대로 존재하고 있는 경우라면 그렇습니다
혹 망가져 있다면 고쳐야 하고
고치지 못하는 경우라면 그 선에서 최선의 방향으로 길을 잡아야 합니다

> 〈내용〉이 크거나 작아서 실패하는 것이 아니다.
> 〈실천〉을 안 해서 실패한다 ®

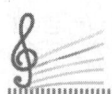

71. 탭댄스로 스타가 된다

스타가 되는 것 자체가 쉽지 않은 길인데
스타가 되어서도 그 속에서 또 레벨이 있습니다
그 분야에서만 알아주는 스타
이건 그들만의 리그이고
모든 대중이 다 알아주는 스타가 되려면
모든 이들이 그 분야를 즐기거나 혹은 좋아해야 합니다
축구는 우리나라 사람이라면 많은 이들이 좋아하거나 즐기고 있습니다
본인들이 잘 하지는 못해도 축구가 세계적으로 활성화되어 있으니
그 분야에서 스타가 되면 모든 대중이 알게 됩니다
노래로 스타가 되는 것은 또 어떠한가요?
노래는 모두가 알지만 그 분야에서 스타가 되는 길은 참으로 다양하게 갈라집니다
이건 노래가 장르가 좀 많아서 그런 것입니다

탭댄스로 스타가 되는 길
우선 탭댄스 하는 사람들이 인정해 주는 스타가 될 수도 있을 것이고
그렇지 않더라도 대중들이 인정하고 알아봐 주는 스타가 될 수도 있을 것입니다
그 이상의 단계로 월드 스타가 될지도 모릅니다

탭댄스 스타의 길은 우리나라의 탭댄스 시장성과도 맞물

리는 복합적으로 얽혀있는 길입니다
시간이 좀 흘러야 많은 길이 만들어질 것입니다

<자기 성공>은 자기가 차원을 높여야 이룬다 ®

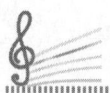

72. 탭댄스로 뜨다

탭댄스를 잘해서 유명해질 수 있을까요?
우리나라에서 탭댄스를 잘해서 대중들에게 유명해진 사람이 있을까요?
미국은 탭댄스를 잘해서 유명한 사람이 좀 있습니다
우리나라에서는 노래 잘해서 뜬 사람은 은근히 많이 있습니다

한 분야에서 월등하게 잘해서 그 분야로 뜰 수 있는 여건이 되려면
실력은 기본으로 갖춰져 있어야 하고
저변도 그만큼 확대되어 있어 그 사회에 먹히는 분위기가 좀 있어야 합니다
또 한 가지 스타성이 있어야 합니다

우리나라에서 탭댄스는 아직은 먹히는 분야는 아니고
양념의 역할만 하는 정도일 뿐입니다
마니아들만이 즐기고 알고 지나가고 있는 수준입니다

그렇게 가는 것도 나름 길이라면 나쁠 것은 없습니다
탭댄스는 그 자체로 의미가 있으니까요

탭댄스 잘해서 뜨는 사람도
언젠가는 한국에서도 많이 나올 것입니다

<기억>에서 잊어서 '성공할 것'도 '실패'할 때가 너무 많다 ®

73. 자라나는 탭댄스 마루바닥

 탭댄스 하는 데 있어 중요한 게 바닥인데
 마룻바닥이 가장 좋은 탭댄스 바닥재입니다
 탄력도 있고 소리도 탭징의 금속과 부딪힐 때 나는 음색이 느낌도 좋습니다
 마룻바닥이 어떻게 되어있느냐에 따라
 탭댄스를 감각적으로 할 때 상당히 예민하게 영향을 받습니다

 여러 가지 마룻바닥의 영향이 있는데
 그중 마루가 변질되어서 불긋하게 솟아오르는 경우가 있습니다
 마룻바닥이 습기를 머어서 나무가 팽창하고 휘어져 버리는 경우입니다
 이건 이미 물먹은 마루이니 물기 제거를 해 주고 환기가 잘 되게 해주지 않으면
 마루는 계속 튀어 오르고 자라게 됩니다
 특히 쪽마루는 이런 현상이 심합니다

 한 번 휘어진 마루는 다시 원래의 모습으로 돌아가기 어렵습니다
 수평이 잡히지 않는 마룻바닥에서 탭댄스를 한다는 것은 참 고통입니다
 자라나는 나무는 탭댄스 바닥재로는 못 씁니다

<최첨단의 성공 비법>은 '뇌에 기억하기'다 ®

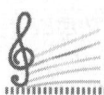

74. 탭댄스 소화기관

음식을 먹으면 맛은 느껴지지만, 이것이 내 몸에 흡수가 되고
영양분이 되어 에너지가 되려면 소화가 되는 시간이 필요합니다
음식에 따라 다르지만
어떤 음식 중 독성이 있는 것은
먹자마자 바로 몸에 영향을 끼치는 것도 있지만
이런 음식은 순간 영향이 발휘되면서 결국 몸을 망치게 됩니다
건강한 몸은 꾸준히 영양분을 섭취해서
체질을 만들면 튼튼해지는 것입니다

이처럼 탭댄스 스텝도
처음 배운 것이 바로 안 되고 어색하게 되는 것이 있습니다
이것은 지금 스텝을 바로 익힌 것이기에
몸에 흡수되고 소화되는 시간이 필요한 것입니다
그러니 급하게 생각 말고
충분히 먹고 소화시키면
자신의 몸에 맞게 흡수가 될 것입니다

완전하게 안 해서, 실패한다.
완전하게 하면, 실패하지 않는다 ®

75. 굳어버린 탭댄스 발가락

발가락이 마음먹은 대로 안 움직입니다
발가락이 굳어버리는 느낌
이런 경험을 겪는다면

처음 탭댄스를 접할 때는 모릅니다
시간이 지난 후 탭댄스는 완성되고 발가락도 잘 움직이며 합니다
그다음에야 발가락이 굳는 걸 압니다

아프지 않은 사람은 아픈 걸 모릅니다
아파 본 사람은 이제야 아픈 걸 압니다
배부른 사람은 배고픈 걸 모릅니다
음식을 안 먹어 배고파 봐야
그때야 배고프다는 게 뭔지 압니다

굳어버린 발가락을 다시 풀어 살릴 수도 있습니다
그런데 굳어버리는 게 체질화되면
그때부터는 굳어버린 상태로 가야 합니다
그래도 탭댄스를 계속 해야 한다면
거기서 또 적응해 나가야 합니다

<승리의 비법>은 '여러 번 지속적으로 하는 것'이다 ®

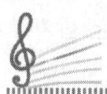

76. 탭댄스 예술문학

 탭댄스로 이렇게 이야기 만들어 책으로까지 펼쳐내게 되다니
 여기까지 생각의 관점이 오른다는 것이 쉬운 길은 아닙니다
 탭댄스는 몸으로 하는 것이니
 앉아서 이론적으로 배운 것은 생소하니 말입니다
 그런데 아이디어는 만들어 내기 나름입니다
 탭댄스를 소재로 하는 책도 있고 영화도 만들어 냅니다
 생각이 있고 능력이 있으면
 탭댄스라는 매개체로 수많은 장르를 개척해 발전시켜 나갈 수 있습니다
 무용은 춤만 추는데 뭔 이론이 그리 많을까요?
 옷은 입기만 하면 되는데 무슨 교육이 그리 필요할까요?

 탭댄스 예술문학
 이 단계는 극히 생소하기도 하면서도
 또한 극히 가볍고 쉬운 장르이기도 합니다
 누구든 자기의 탭댄스 연습일지, 레슨일지 등을
 써 내려가면서 문학적으로 창조해 낼 수 있습니다

〈성공〉을 놓고 '반복'해야 성공한다.
〈반복〉하면, '공력'이 된다. 〈반복한다는 것〉은 '배우는 것'이다.
'끝까지 하는 것'이다 ®

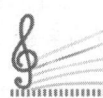

77. 탭댄스 만드는 즐거움

창작을 하는 즐거움
살아 있다는 것입니다
탭댄스를 하고자 하는 마음
인생을 더욱 알차게 살고자 하는 마음이 있다는 것입니다
게으르고 무기력한 상태에서는
탭댄스를 하고자 하는 마음이 솟지를 않습니다
만들고자 하는 마음도 새로워져야 가능합니다
그런 즐거움을 누릴 수 있다는 것은 축복입니다

탭댄스는 즐거움으로 갈 수 있는 길입니다
즐거움을 추구할 수 있는 길 중
탭댄스는 한몫을 하는 것입니다
만드는 것은 또 그 위 단계를 더해 나가는 것입니다

> 모든 것을 못해도 '한 가지'를 잘해서 그로 인해 성공하고
> 잘되기도 하나니, 모든 이치를 깨닫고 지혜롭게 할지어다 ®

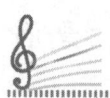

78. 탭댄스의 가는 길

탭댄스의 가는 길은 수도 없이 많지만
여기에서는 세 가지
재즈탭, 리듬탭, 아이리쉬탭의 길만 얘기해 봅니다
재즈탭은 뮤지컬이나 영화 그리고 백인들
리듬탭은 흑인들
아이리쉬탭은 아이리쉬계 미국인들이 주로 합니다

탭댄스를 처음 배우는 사람은 무엇을 하게 되는지요?
가르치는 선생이 하는 걸 그대로 따라 할 수밖에 없습니다
길은 다양하게 많고 탭댄스의 가는 길은 무수히 많게 갈라져 있습니다
요리, 음식은 다 같이 먹는 것이나 종류가 무수히 다양하듯
한식, 중식, 양식, 일식, 퓨전 등
다양하게 요리를 즐기듯 탭댄스의 길도 다양하게 즐길 수가 있습니다
장르는 정해져 있지는 않습니다
하나의 길만 고집한다면 그곳에서만 어울릴 뿐입니다
다른 많은 요리도 있으니, 하나에만 얽매여서 그리 고집할 필요는 없습니다
원하는 걸 선택할 수 있는 길을 열어주는 것이 좋은 것입니다

관리하면, 성공한다 ®

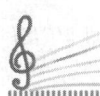

79. 탭댄스 완벽하게 하는 것이 쉽다

R - 완벽하게 하는 것이 쉽다

이 말은 완벽하게 모든 일을 하는 사람에게는 이해가 쉽습니다
자동차를 예를 들어본다면
완성된 차가 도로를 달릴 때
완벽하게 만들어진 도로를 가는 것이 쉽지
공사중이거나 울퉁불퉁하고 제대로 닦이지 않은 길을 가는 것이 쉬울까요?
핸들이 제대로 안 꺽이고 기어가 제대로 안 먹히고 브레이크가 안 되고, 엑셀도 안된다면
제대로 작동이 안 되는 차를 타고 가는 것이 쉬울까요?

이처럼 불완전하게 탭댄스 할 때는 더 어려운 것입니다
완벽하게 온전하게 하면 그때부터는 완벽하게 하는 것이 더 쉽고
제대로 못 하며 이상하게 하는 것이 더 어렵습니다
완벽하게 하는 것이 그래서 쉬운 것입니다

사랑은 '성공할 수 있는 생각'과
'성공할 수 없는 생각' 두 가지를 가지고 있다 ®

80. 기초 탭댄스인데 화려하게 보인다

이상하기도 합니다
워밍업 수준의 아주 기초적인 스텝들로 만든 작품인데
오늘은 왜 저 스텝들이 화려하게 보일까요?
 늘 봤을 때 너무 생기초인지라 워밍업으로 두고 하고 있던 것인데
 저기에서 발목을 틀어주고 방향을 어긋나게 하고 리듬을 더 추가하며
 변형시켜야 화려한 스텝으로 바뀌는 것인데
 오늘은 저 정도만으로도 아주 기막히게 보이는 것을 보면
 오늘 내 수준이 아주 가라앉아 있나 봅니다
 그런데 또 어떤 날은 아주 화려했다고 생각했던 스텝 모양들도
 별 감흥이 없을 때도 있습니다

기분에 따라 달라 보이는 스텝들입니다
대중의 수준에 맞춰 보여 주고
대중의 수준에 맞춰 가르쳐 주고
탭댄스 수준은 그렇게 변화무쌍합니다

〈성공할 수 있는 생각〉을 행하면 성공하고, 안 하면 성공하지 못한다.
〈성공할 수 있는 능력〉은 저마다 다 가지고 있다.
하나님은 '자기가 할 수 있는 일'은
스스로 행하며 살아가게 창조해 놓으셨다 ®

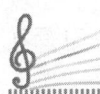

81. 여유로운 탭댄스, 쫓기는 탭댄스

사람마다 여유롭게 할 때 탭댄스가 잘 되는 경우가 있고
쫓기듯 바쁘게 할 때 잘될 때가 있고

여유롭게 하는 경우는 부담은 없고 자유롭게
이것도 저것도 시도해 보면서 다양하게 창작도 해 나갈 수 있습니다
누가 뭐라 할 사람도 없다면
온전히 자신과의 시간으로 만들어 나가는 것입니다

쫓기듯 하는 경우는 외부에서 의뢰가 오거나
시간에 쫓겨 급하게 해야 하는 경우가 있는데
이런 때는 구성이 나오기 어렵기도 하지만
의외로 빠르고 부지런히 하여
많은 일들을 해 나갈 때도 있습니다

상황, 여건을 자신이 조절할 수 있다면
모든 기회는 다 도움을 얻을 수 있는 시간이 되는 것입니다

<성공과 실패의 차이>는 아주 적다.
조금 더 하면 성공, 조금 더 안 하면 실패다 ®

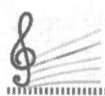

82. 탭댄스와 노래 듣기

맘에 드는 노래를 한 곡 찾으면 그 곡을 아주 많이 듣게 됩니다
질리지 않고 계속 듣고 또 들어도 계속 새롭고
오래도록 영원히 계속 좋아할 듯합니다
그러나 어느 순간 기간이 지나면 이제 서서히 노래가 지겨워질 때가 옵니다
그리고 언제부터는 이제 더 이상 듣지 않게 됩니다
그런 노래들이 그동안 저장해둔 음악 목록들 가운데 얼마나 많은지
그런데 그 노래들이 세월이 흐른 뒤 다시 듣게 되면
또 새롭게 들리고 다가올 때가 있습니다

탭댄스가 그와 같다면
하고 싶을 때는 잠을 설쳐가며 스텝에 빠져 마구 해보고 싶어 하게 되는데
어느 정도 시간이 지나면 지치기도 하고
때론 지겹기도 하여 신경도 안 쓰게 되는 것입니다
그러다가 또 시간이 흘러 어느 순간 계기가 오면
다시금 탭댄스를 하는 감각을 그리며 발을 움직여볼 때가 있습니다
탭댄스는 이와 같은 흐름으로 가기도 합니다

〈성공〉하려면 작은 것이나, 큰 것이나 힘들어도 기어이 하기다 ®

83. 탭댄스 열심히 하는 게 나은가? 잘 하는 게 나은가?

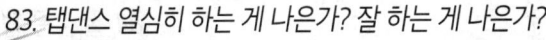

보통은 사람들은 '열심히 하라'고 합니다
그런데 열심히 해도 잘하지 못하면 그건 좀 아쉽게 됩니다
열심히 하지 않아도 잘하는 타고난 천재적인 재능이 있는 경우가 있습니다

열심히 하는 것도 좋지만 그보다 더 나은 건 잘하는 것입니다
성실함으로 커버해서 열심히 하면서도 잘해야 하는 것입니다
배고픈 소크라테스냐, 배부른 돼지냐가 아닙니다
이 질문 속에 갇히는 것이 아니라
내답은 배부른 소크라테스가 되겠다는 생각이어야 합니다

결론은 열심히 하면서 잘해야 한다는 것입니다

> 운동장을 뛰고 나서 "더 이상 못 뛰겠다." 하고 쉬었다.
> 쉬었다 뛰니, 또 뛰어졌다. 그래서 '목표치'까지 다 하고 성공했다.
> 〈성공〉은 "더는 못 하겠다." 하는 데서 더 할 때 성공한다 ®

 *84. 꿀 같은 탭댄스*

꿀의 특징은
면역력도 키워주고, 소화도 도와주고, 건강도 지켜주고, 맛도 더해 주는 등
여러모로 자연이 준 하늘의 선물입니다

탭댄스도 마찬가지
즐겁게 열심히 하면 운동도 되고, 리듬감도 향상되고, 근력도 좋아지고,
기분도 좋아지고, 실력을 갖추면 자신감도 생기게 되고,
남에게 드러내 보여 자신의 인생도 더욱 향상되는 등
하늘이 주신 귀한 예술의 장르입니다

그런데 자기 몸에 맞는 꿀을 먹어야 하고
맛있다고, 몸에 좋다고 너무 과다하게 섭취하면 안 됩니다
자기 체질에 맞게 적당히, 그리고 꾸준히 먹어줘야 몸에 좋습니다

탭댄스도 생활같이 그렇게 함께해 나갈 때
더욱 효과가 좋은 것입니다

<성공과 실패>는 '잘했느냐, 못했느냐'에 따라 좌우된다.
조금 더 신경 쓰고 했으면, 잘됐다. 그 차이는 작다.
<작은 차이>로 성공도 하고, 실패도 한다 ®

85. 불성실한 탭댄스

뭐가 어떠하다, 뭐가 이상하다
안되는 쪽으로만 계속 생각합니다
힘들어하면서 재미없어합니다
하기 싫은데 억지로 합니다
탭댄스는 왜 하는지 모르겠다 합니다
다른 좋아하지 않는 것과 똑같이 그리 여기는 것인지
아니면 유독 탭댄스만 더 그런 것인지

불성실하게 그렇게 하면 결국 시간 낭비입니다
아까운 시간, 노력, 경제
다른 열정을 갖고 투자할 수 있는 것에 쓰는 것이 낫습니다
불성실하게 안 할 것을 찾아서

<잘되는 방법>은 '절대 꼭 하는 것'이다 ®

86. 탭댄스 '수미상관법'

'수미상관법'은 주로 시에서 처음 나오는 구절을
끝부분에서 다시 반복하는 문학적 구성법이라 합니다

'수미상관법'의 문장처럼 탭댄스도 맨 처음 시작한 스텝을
마지막 끝날 때 다시 똑같이하는 것입니다
그러면 완성도에 새로운 맛이 추가 됩니다

<실패한 자>라도 다음에 하면 성공한다.
이는 겪어서 알기 때문이다 ®

87. 탭댄스 스텝이 씹힌다

연극 대사를 하다 보면 발음이 깨지면 대사 씹지 말라고 합니다
마찬가지로 탭댄스도 잘 때려야 하는데
하다가 엉켜서 소리가 이상하게 나오는 경우가 있습니다
이걸 보고 탭댄스 소리가 씹혔다고 할 수 있겠습니다
이럴 때 자연스럽게 이어지게 하면
애드립을 발휘하게 되는 것입니다

운동선수가 평소 때도 늘 몸을 연단시켜 행해야,
〈순간의 기회〉가 왔을 때 포착하여 행할 수 있느니라.
운동선수뿐 아니라, 모두 〈자기 삶〉을 놓고 이같이 해야 되느니라.
행할 때마다 성공하고 승리하기 위해
〈초를 다투듯 행하며 사는 삶〉이니라 ®

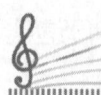

88. 탭댄스 애드립

만들고 정해놓은 스텝을 순간 틀리거나 까먹었는데
음악은 흘러가서 아직 끝낼 수가 없을 때
즉흥적으로 스텝을 응용해서 나오게 하는 능력
그게 애드립입니다
정해놓은 것이 아닌 즉흥적인 순간 기지를 발휘해서
흐름이 깨지지 않게 하는 것입니다
이 애드립도 할 줄 알아야 합니다

〈잘하는 것〉이 '성공'이니라 ®

89. 예전엔 안 보였는데 지금은 보이는 탭댄스

Apollo step 아폴로 스텝
예전에는 안 보였는데
이미 할 줄 아는 Riffle(리플)로
아주 간단하게 6박자만 만드는 것인데
이것이 예전에는 왜 안 보였을까요?
그리고 지금은 왜 이렇게 쉽게 보일까요?
그만큼 세월이 흘러 받아들일 그릇이 커졌다는 것이겠지요

이 스텝은 대중적인 스텝은 아니기에
많은 사람이 하지는 않습니다
이것 외에도 할 스텝이 너무 많으니
쉽게 못 찾았던 것이겠지요
Time step(타임 스텝)이야 늘 하지만
Apollo(아폴로) 같은 스텝은 다양하게 써 먹지는 못하니
알려지지 않는 것입니다
쓰는 사람들이 많아지면 그때부터는 자연스러워질 것입니다

호랑이를 잡는 것이 자기의 평생 희망과 소망이라면,
호랑이에게 물리더라도 잡는 것이 '영원한 성공'을 이룬 것이다.
그로 인해 묶이고 고통 받았어도 목적을 달성했으면
영원한 영광의 성공을 한 자다 ®

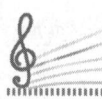

90. 수면 위의 탭댄스

계속 연습해서 발이 풀리면
물 위로 올라와서 날아다니는데
연습하다 며칠 쉬고 하면
서서히 물속으로 가라앉는 발 근육
심해로 깊숙이 들어가 버리는 기분
한참 연습할 때는
계속 수면 위를 향해 올라가는 게 느껴지는데
안 하고 있으면 가라앉습니다
수면 위로 올라와서 존재할 수 있도록
아예 다시는 내려가지지 않도록
체질을 만들어 버려야 합니다

죄가 있으면 인생을 성공할 수 없다 ®

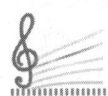

91. 탭댄스와 코드

자신이 늘 익숙했던 것에서
조금 벗어나 버리니까 너무 헷갈립니다
이것은 밥 먹는 것으로 비유하자면
오른손으로 늘 수저를 썼던 사람이
왼손으로 수저를 쓰는 것과 같이 헷갈린 것입니다
보기에는 단순한데 평소에 내가 전혀 쓰지 않았던 근육을 쓰며
스텝을 하니 너무 쉬운 것인데도 헷갈리고 안되는 것입니다
코드가 꽂혔어도 아직 전류가 제대로 안 통한다고 해야 할까요?
이 코드를 연습해서 익숙하게 만들어야 하는 것입니다
그러면 이제 잘하게 됩니다

실천은 소원을 이루게 한다.
소망을 이루려면 너는 실천하여라. 너무 큰 일일지라도 두려워 말고
처음에는 조금씩, 점점 크게 꾸준히 실천하다 보면
큰일도 할 수 있는 것이다 ®

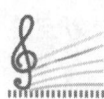

92. 탭댄스 4행시

1번부터 4번까지 노래의 틀 안에서 스텝을 구성합니다
스텝을 다양하게 쓰고 싶은 것 구사하면서
방향도 원하는 대로 마음껏 바꾸고
리듬의 주고받는 박자를 시를 읊듯 구성합니다
그렇게 4행시 시조를 쓰고 읊듯 만듭니다

*사랑을 뽑을 때 무조건 다른 것으로 안 뽑고
처음부터 실력으로 뽑아서 대회 내보내는 것입니다 ®*

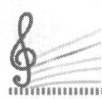

93. 탭댄스와 100미터 달리기

달리기 선수가 100미터를 달릴 때
100미터만 가겠다는 생각으로 가면 안 됩니다
120미터 가겠다는 생각으로 가야
100미터 골인 지점까지 0.001초라도 느려지지 않습니다

탭댄스도 마지막까지 집중해서 끝을 다 할 때까지
마음을 미리 놓지 말고
더 이어진다는 개념으로 해 줘야 합니다
그래야 딱 마무리될 때까지 안 틀리게 됩니다

하나만 기도해도 괜찮다. 성공한다. 그 길도 문이 열려 있으니까.
그런데 그걸 제대로 못 한다. 하나를 제대로 못한다 ®

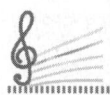

94. 탭댄스와 랩퍼

랩퍼가 음악 속에서 랩을 하는 것을 듣고 있다 보면 아주 흥겹습니다
리듬, 음정, 박자 다 맞춰가며
입으로 가사를 발사하는 그 소리는
흡사 탭댄스 리듬으로 신나게 하는 것 같이
아주 멋지고 신납니다
그 랩을 따라 맞춰 조화를 이루는 탭 리듬도 아주 좋습니다
랩도 탭 리듬과 함께 할 아주 좋은 장르입니다

인생 저마다 목적을 두고, 그 목적을 향해
그 방향으로 매일 조금씩이라도 살고 있는지 살펴봐야 합니다.
쉬운 말로 되는 쪽으로 매일 살고 있는지,
안 되는 쪽으로 매일 살고 있는지 봐야 된다는 것입니다.
되는 쪽으로 매일 조금씩이라도 살고 있는 자는
그 목적을 매일 조금씩 이루는 자입니다.
매일 조금씩 하지 못하여 뒤로 밀려가는 자는
매일 안 되는 쪽으로, 실패하는 길로 가는 자입니다 ®

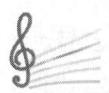

95. 탭댄스 스텝의 수준은 내려갔는데 작품의 질은 떨어지지 않았다

스텝의 난이도를 배우는 사람의 실력에 맞게 조절을 해서
빠르게 몰아치던 것을, 리듬을 좀 바꿔서
적당히 몰아치게 만들고 바꾸면서 수준을 낮추게 되었는데
그래도 음악에 맞춰 하는데 작품성은 전혀 떨어지지 않았습니다
단지 색깔이 좀 다르게 된 것입니다
빠른 댄스 음악을 약간 느린 음악으로 바꿔 들어도
그 음악의 느낌은 전혀 약해지지 않는 경우와도 비슷합니다
그러니 탭댄스를 마구 몰아치는 것만이
멋지고 화려하게 보기 좋은 것은 아니라는 것입니다
느려도 보통 빠르기라도 멋지게 할 수 있습니다

매일 조금씩이라도 더 진행하면
과정 중에 승리하며 결국은 목적지에 가서 승리하게 됩니다.
매일 힘들어서 조금씩도 진행하지 못하는 자는
어느 날 목적지에 가지 못하거나 가더라도 무너집니다.
그러므로 힘들지만 매일 조금씩이라도 전진하는 삶을 사는가,
혹은 제자리에 있는 삶을 사는가,
혹은 조금씩이라도 하지 못하고서 사는가 봐야 합니다.
그리고 그 일을 행했기에 승리하고, 행하지 못했기에
실패하는 앞날을 맞는다는 것을 알고 살라는 것입니다. ®

96. 마음가짐에 따라 보여지는 탭댄스

똑같은 스텝을 해도 사람마다 보이는 게 다릅니다
애매하게 될 듯 말 듯 할 때 보여지는 탭댄스의 모습
직접 보여주는 사람의 심리와 마음먹기에 따라 스텝이 다르게 나옵니다
약간 어설프게 해도 자신감을 갖고 표현을 하면 보기 좋기도 하지만
적당히 하는 듯 하는데도 스스로 못하고 있다고 생각하면
보이는 모습도 영 시원찮게 느껴지는 것입니다
이런 모습은 탭댄스뿐 아니라 다른 모든 것에도 적용이 됩니다

승리는 사건마다 다르지만, 처음부터 나중까지 담대해야 승리한다.
사랑은 항상 쉬지 말고 처음부터 나중까지 하는 것이다 ®

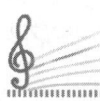

97. 탭댄스 하면 그 사람이 드러나 보인다

탭스텝을 익혀서 하는 사람들을 보면
그 사람의 성격과 평소의 살면서 어떻게 사는지도 보일 때가 있습니다
제일 잘 보이는 것은 급한 성격으로
스텝의 음보다 마음이 먼저 앞서서
스텝을 다 하지도 못하고 마무리로 가 버리는 경우가 있습니다
이런 사람은 거의 다 성격이 평소에도 급합니다
그리고 보통은 오른발은 좀 되어도 왼발로 넘어가면 안 되는 경우가 많습니다
이것 또한 살면서 오른쪽 위주의 행동패턴이 익숙하게 살아와서 그렇습니다
순서를 빨리 잘 익히는 사람도 있지만
스텝이 발이 바뀌고 리듬을 하나둘 더 추가하면
아예 정신없이 다 엉켜버리는 사람도 있습니다
평소 살면서 리듬상으로나 감각적으로 탭댄스와 연관된 무엇이 있었다면
좀 더 낫게 빨리 익히게 되고
그런 것이 없었다면 익힐 때 많이 애를 쓰게 됩니다
살아온 모습과 본인 특성에 따라
탭댄스는 그렇게 드러나 보입니다

수고의 대가대로 성공하기를 원하느냐.
육적, 혼적, 영적으로 분석하고, 분별하고,
확인하고, 판단하는 뇌를 발달시켜 집중적으로 사용해라 ®

98. 탭댄스는 질인가 양인가?

R - 〈질과 양〉이다
양이 많아도 질이 안 좋으면 가치가 낮고
양이 적어도 질이 좋으면 가치가 높다
질도 좋고 양도 많으면 가치가 최고다

스텝의 질도 가르치는 질도 좋아야 하고,
만들어진 양도 가르치는 시간량도 많다면
아무래도 적은 것보다는 더 나을 것입니다

'시간'과 '성공'이다 ®

99. 탭댄스 익어야 맛이 있다

요리가 생것으로 먹으면 맛이 없다가
익혀서 먹으면 맛이 나는 게 있듯이
탭댄스도 어느 정도 빨라지는 게 익는 개념입니다
그런 스텝은 느릴 때는 모르는데
조금씩 빨라지고 리듬이 유지되면
탭댄스의 느껴지는 맛이 달라집니다
그래서 느리게 날 것 같은 생으로 먹는 맛도 있지만
빠르게 해서 익혀서 먹는 맛이
더 좋다는 것을 알게 됩니다

시간을 자기 애인같이 아끼고, 사랑하고, 좋아하면서 써라.
그래야 자기 위치에서 성공한다 ®

100. 탭댄스 누구에게 배웠나?

내가 태어난 육신은 부모에게서 왔지만
내 영혼과 정신의 세계는 하나님으로부터 온 것입니다
마찬가지로 내가 하는 탭댄스의 기본 스텝들은
미국에서 하고 있는 탭댄스로 익혔지만
내가 하고 있는 탭댄스의 모든 콘텐츠는
하나님으로부터 내려받고 하고 있는 것입니다
내 뇌리와 몸을 통해 주시는 감각
그리고 스쳐 가는 이미지를 통해
내게 늘 새로운 스텝을 교육해 주시고 깨우쳐 주십니다
그러니 나는 끝없이 계속 새로운 것을 선보일 수 있는 것입니다
나는 배우고 받아들이는 자세를 지니고서 성실히 학생의 마인드로
내게 주시는 그 다양한 스텝들을 받아 실체로 표출해 냅니다
배우는 사람이 잘해야 가르쳐 준 사람이 어떻게 교육했는지 드러나듯
내가 잘해야 하나님께서 내게 주신 것이
얼마나 대단한 것인지 드러낼 수 있는 것입니다
하나님의 교육은 참으로 다양해 한 과목으로 국한되지 않습니다
나를 지도해 주시는 하나님은 모든 것을 꿰뚫고 계시기에
내가 받아들일 그릇만 되면
다방면의 많은 길을 통해 무한히 퍼주어 주십니다
이런 최고의 스승에게 배우고 있으니 내 탭댄스는 무한합

니다
 스승의 이름에 부끄럽지 않게 잘해야 할 터인데
 육신이 미약하여 부족할 따름입니다

<쉬운 일>인데도 실상 '실천'은 어려운 것이다 ®

coupon

이 책과 함께 이 페이지의 쿠폰을 보여주시면
탭댄스 레슨(개인레슨 or 그룹레슨)
1회를 무료 수강할 수 있습니다.

문의 : 010-9075-2023